Anweisung

für

Frauenzimmer

die ihrer

Wirthschaft selbst vorstehen wollen.

Enthält:

die besondern Pflichten und Geschäfte einer guten Hausmutter, die Pflichten und das Verhalten des Gesindes überhaupt, die Pflichten und Arbeiten der Köchin im Hauswesen, das Hausmädchen und ihre Beschäftigung im Hauswesen, das übrige weibliche Gesinde, von Flecke ausmachen, vom Wein, dessen Verfertigung, Erhaltung verschiedner Arten künstlicher Weine

von

J. G. S.

Berlin,

bey Arnold Wever, 1794.

Anweisung

für

Frauenzimmer

die ihrer

Wirthschaft selbst vorstehen wollen.

Achtes Stück

enthält:

die besondern Pflichten und Geschäfte einer guten Hausmutter, die Pflichten und das Verhalten des Gesindes überhaupt, die Pflichten und Arbeiten der Köchin im Hauswesen, das Hausmädchen und ihre Beschäftigung im Hauswesen, das übrige weibliche Gesinde, von Flecke ausmachen, vom Wein, dessen Verfertigung, Erhaltung verschiedner Arten künstlicher Weine

von

J. G. S.

Berlin,

bey Arnold Wever, 1794.

Von den besondern Pflichten und Geschäften einer guten Hausmutter.

Eigentlich verstehet man im gemeinen Leben hierdurch die Gattin eines Hansvaters, und als eine solche, hat sie hauptsächlich zweyerley Pflichten zu beobachten, welche sehr wichtig sind, nehmlich 1) gegen ihren Mann und Kinder und 2) in Absicht des ganzen Hauswesens. Was sie im ersten Falle zu erfüllen habe, wird hier jetzt nicht erwähnet werden, weil es in ein anderes Kapitel gehöret, sondern nur, was ihr in Absicht des zweiten, nehmlich als Vorsteherin des ganzen Hauswesens, obliegen, und wodurch sie ihre eigene, ihres Gatten und ihrer Kinder, und zugleich öfters anderer Menschen Glückseligkeit mit gründen und befördern hilft. Auf sie und ihre Einrichtung kömmt es hauptsächlich mit an, daß das erworbene Gut nicht wieder drauf gehe oder wohl noch Schulden dazu gemacht werden. Jeder Hausvater ist verpflichtet, einen Ehren- oder Nothpfenning zurückzulegen, um nicht allein für die Seinigen auch noch nach seinem Ableben zu sorgen, sondern auch um sich, bey etwa eintretenden Unglücksfällen und andern Gelegenheiten so viel wie möglich selbst helfen zu können.

Einen solchen zurückgelegten Nothpfenning kann eine gute Hauswirthin durch angebrachte Sparsamkeit, die aber weder in Geitz, noch daß andere dadurch gedrückt werden, ausarten muß, sehr vermehren, so daß sie öfters am Ende des Jahres eine gute Summe des Gewinnstes zusammengebracht hat. Man darf aber nicht glauben, daß dergleichen Ueberschuß bloß durch schickliche kleine Ersparungen bewürkt werden könne, sondern es trägt auch eine kluge Aufsicht über das unterhabende Gesinde und die rechte Benutzung der Zeit und anderer Umstände, sehr vieles mit dazu bey. Sie muß folglich in allen ihren Geschäften vollkommen unterrichtet seyn, alle Vortheile, sogar die geringsten, wahrnehmen und Schaden und Nachtheil zu verhüten suchen. Wenn sie denn nach ihren Einkünften einen Ueberschlag macht und weiß, wie viel sie jährlich, wöchentlich oder täglich ausgeben kann und obige Regeln in Ausübung bringt, so erfüllet sie alle ihre Obliegenheiten auf eine redliche Weise.

Wenn ich gesagt habe, daß sie durch gelegentliche kleine Ersparungen sich Vortheile verschaffen solle, so verstehe ich doch hierunter keinesweges, daß sie sich, ihrem Manne, Kindern ꝛc. dasjenige, was nach Verhältniß ihres Vermögens und Einnahme zu ihrer und derselben Bequemlichkeit und Wohlstande gehöret, entziehen oder dem Gesinde von ihrem Lohne und Unterhalt abnehmen soll, weil dieses mit Recht den Nahmen des Geitzes verdienen und in aller Absicht sträflich seyn würde, dagegen eine kluge Sparsamkeit allgemeines Lob verdienet und unter die Hauptpflichten einer guten Hausmutter gehöret.

Es trift sich nicht immer, daß in der Familie eine Ehegattin oder Frau sich befindet, die das Hauswesen verstehet, oder es sind auch andere Umstände vorhanden, die die Führung desselben nicht zulassen; bey solcher Gelegenheit ist es dann öfters nöthig, daß man zu diesen Geschäften eine andere weibliche Person bestelle, die die gehörige Geschicklichkeit besitzt, das Hauswesen gewissenhaft, treu und fleißig zu führen. Einer solchen Person, sie mag verheyrathet oder unverheyrathet seyn, liegen in Absicht der Wirthschaft alle und eben die Pflichten ob, die einer wirklichen Hausmutter gebühren, und sie muß sich, wenn sie rechtschaffen handeln will, aller Geschäfte eben so annehmen und alle Vortheile benutzen, als wenn es wirklich ihr Eigenthum wäre.

Da nun beyderley Vorsteher eines Hauswesens einerley Pflichten und Endzweck haben, so können wir denn nur von den letztern selbst etwas sagen.

Im vierten Stücke dieses Werkes oder im ersten Theile des allgemeinen Kochbuches ist hierüber schon manches erwähnet worden, wohin ich dieserhalb meine Leserinnen verweise und hier noch das übrige, um das am angeführten Orte schon erwähnte zu vollenden, anführen will.

Daselbst ist schon die Nothwendigkeit bewiesen, daß eine Hausmutter oder Wirthschafterin, ehe sie ihre Geschäfte anfängt, durchaus wissen muß, wie viel sie jährliche Einnahme habe, um darnach den Ueberschlag zu machen, was sie davon monatlich, wöchentlich und zu diesen oder jenen Dingen ausgeden kann. Ueber beides, Einnahme und Ausgabe, muß sie ein Buch halten, worin sie alles genau entweder sogleich oder höchstens nach Beendigung eines jeden Tages einträgt, denn ihre hauptsächlichste Verrichtung bestehet nicht allein in demjenigen, was sie zum Erwerb beytragen kann, sondern vorzüglich darin, das Erworbene zu bewahren, in Acht zu nehmen, auf eine geschickte Art einzutheilen, und das Eingetheilte sparsam und klug anzuwenden. Ohne schriftliche Bemerkungen würde dieses sehr schwer fallen, weil auch das beste Gedächtniß nicht im Stande ist, ein ganzes Jahr lang alle gehabte Ausgaben, Einnahmen und so ferner zu behalten.

Ferner hat es öfters einen großen Nutzen, wenn noch ein anderes Buch gehalten wird, worin die vorzüglichsten Geschäfte der Wirthschafterin sowohl, als auch die des Gesindes aufzuschreiben sind, z. B. wenn dieses oder jenes verfertigt, wenn eine oder die andere Sache eingemacht, wie dabey verfahren worden und wie viel eingemacht, wenn gewaschen, Seife gesotten, oder wenn irgend etwas erhebliches in der Wirthschaft vorgefallen, wie auch, wenn diesem oder jenem unter dem Gesinde aufgesagt worden, wenn sie weg- oder angezogen sind, wie selbige mit Nahmen heißen, woher sie gebürtig, wo sie gewesen, wie lange man sie bey sich gehabt, wohin sie wieder gezogen, wie sie sich während ihres Dienstes betragen und dergleichen Dinge mehr. Oefters entfällt einem etwas aus den Gedanken und dann ist es gut, wenn man in solchen Fällen nur nachsehen darf, um sich die Sache wieder ins Gedächtniß zu bringen.

So richtig und sparsam alle Ausgaben eingetheilt werden müssen, eben so muß es auch mit der Zeit und denen eigenen sowohl, als denen Arbeiten des Gesindes geschehen; die Unterlassung davon ist in der Wirthschaft eines der nachtheiligsten Dinge, das bey aller Sparsamkeit in Ausgaben öfters den größten Schaden und Verderben mancher Sachen verursacht. Die rechte Eintheilung der Zeit gehöret also zu den nothwendigsten Eigenschaften einer Hausmutter; was hilft es, wenn ich Geschäfte vornehme, die aufgeschoben werden können und andere Dinge darüber zu Grunde gehen lasse, oder wenn Arbeiten, die man im voraus machen kann und muß, liegen bleiben, bis andere und nöthige dazu kommen, wo denn nothwendig eins oder das andere öfters verdirbt.

Dem Gesinde mit guten Beispielen vorgehen und sich bey denselben in Achtung setzen und darin erhalten, ist eine andere unentbehrliche Eigenschaft einer Wirthschaftsführerin, ohne die sie nie gutes Gesinde behalten oder zur Ordnung bringen wird; denn ohne gute Exempel wird auch das allerbeste verdorben und alle Sachen gerathen in Unordnung.

Nie muß das Gesinde in denen zur Arbeit bestimmten Stunden müßig gehen, aber zuviel Arbeit oder mehr, als sie verrichten können, muß man ihnen nicht auflegen, und ihnen auch nebst den gehörigen Ruhestunden, etwas Zeit zur Erhohlung und Verrichtung ihrer eigenen Geschäfte für sich lassen, damit sie nicht verdroßen werden und ihre Arbeiten nachläßig und mit Widerwillen verrichten. Eben so so wenig muß man auch an demjenigen, was zu ihrem Unterhalt nothwendig ist, etwas abzuziehen trachten oder sie in kranken Tagen verstoßen; beides verhindert, daß man gutes Gesinde bekomme und erhalte, zu geschweigen, daß die Menschenpflicht es auch schon für sich verbietet, und daß es für jede Herrschaft unverantwortlich bleibet.

Unnöthigerweise regiere man nie das Gesinde mit Scheltworten oder auf eine mürrische Art; die besten Leute werden dadurch störrisch und verdorben, oder verlassen bey erster Gelegenheit den Dienst, dagegen begegne man einem jeden gelassen und verweise so lange es angehet, die begangenen Fehler mit Sanftmuth, und wenn dieses ohne Nutzen befunden wird, mit Ernst; hilft denn endlich auch das letztere nicht, so schaffe man dergleichen untaugliche und unfolgsame Menschen sobald als möglich fort, ehe sie das übrige Gesinde anstecken und ebenfalls verführen.

Es ist jedem einleuchtend, und darf nicht erst von mir bewiesen werden, wie nachtheilig es dem Wohlstande einer Familie sey und wie leicht sie zu Grunde gehen könne, wenn die Hausmutter unwissend ist und von denen ihr obliegenden Geschäften nichts verstehet; sie wird nicht allein allerwärts Schaden haben, und dasjenige, was sie besitzt, nie recht zu genießen bekommen, zu geschweigen, wenn sie Töchter hat, daß solche durch schlechte Anführung in der Wirthschaft mehrentheils in eben den Fall wieder gerathen, als worin sie erzogen worden.

Es gehöret also vorzüglich zur guten Erziehung und Bildung der Töchter, sie bey Zeiten zu Führung einer

einer Wirthschaft anzuleiten und sie mit allen Geschäften und darin vorkommenden Dingen bekannt zu machen, wenn man ihr künftiges Glück gründen und befördern helfen will, denn selten wird ein junges Frauenzimmer eine vollkommene Wirthin werden, wenn sie in ihren frühern Jahren nicht dazu angeführt worden ist.

Nie wird eine Hausmutter eine ordentliche Aufsicht über Küche und alle andere Geschäfte führen können, wenn sie nicht alles selber aus dem Grunde verstehet, und wie soll sie unwissendes oder boshaftes Gesinde zurecht weisen und anführen, wenn sie selber dazu ungeschickt ist; sie darf ja nicht glauben, wenn ihre Untergebenen klüger sind, daß sie vor denselben ihre Unwissenheit verbergen könne, sie wird alsdann dadurch gewiß am ersten hintergangen und öfters nur durch Schaden und Verlust klüger. Viel besser ist es, sie lasse sich von guten Freundinnen belehren, oder gestehe, daß sie noch in diesem oder jenem keine Erfahrung habe, und verschaffe sich auf eine oder die andere Art die nöthigen Kenntnisse.

Billig muß eine vollkommene Hausmutter nebst der Hauswirthschaft auch Kenntnisse von der ländlichen Oeconomie und vom Gartenwesen besitzen, weil alle drey mit einander aufs genauste verbunden sind; sie muß die Erzeugung, Bearbeitung und vorläufige Zubereitung eines jeden Dinges, das sie gebraucht, wissen, und dessen Fehler, Güte und Werth genau kennen. In dem, was eine jede Jahreszeit liefert, und wenn jedes Ding seine größte Vollkommenheit hat, wenn und zu welcher Zeit es eingesammlet und zum Aufbewahren zubereitet werden, auch was sie von Monath zu Monath für besondere und nöthige Geschäfte zu verrichten habe. Von allem diesen muß sie genau unterrichtet seyn, damit sie nirgends Schaden leide, nichts in Vergessenheit gerathe und kein Geschäft unterlassen werde, das man hernach nicht nachhohlen kann. Ueberhaupt muß sie das ganze Hauswesen völlig verstehen, einrichten und betreiben können und solches nicht in Absicht des Mittel- sondern auch des geringern Mannes, weil allerley Vorfälle vorkommen, die dieses genau erfodern, ja man kann behaupten, daß mit dem Unterricht eines jungen Frauenzimmers im Hauswesen der Anfang in der Küche des Gesindes oder geringern Mannes gemacht werden müsse, um dadurch den Grund zu legen, mehrere und frühere Geschicklichkeit zu erlangen, wenn sie hernach den herrschaftlichen Tisch besorgen soll. Es gehöret demnach mit zu den Eigenschaften einer rechten Hausmutter, daß sie auch jungen angehenden Wirthinnen in allen Dingen gehörige Anweisung geben und sie gut unterrichten könne.

Wenn wir überhaupt den ganzen Umfang der Verrichtungen und Kenntnisse, welche von einer Wirthschaftsführerin verlangt werden können, übersehen, so sind deren gewiß viel und mannigfaltig. Sie muß, nebst der Küche, das Gartenwesen, den Keller, die Viehzucht, wohin das Rindvieh, die Schweine, das Federvieh und andere verschiedene Thiere mehr gehören, die Bewahrung, Reinigung und Verfertigung der Kleider, Betten, Wäsche, das Waschen, Brauen, Backen, Brandtweinbrennen, die

Be-

Behandlung des Flachses, des Spinnen, Bleichen, Weben, die Zubereitung der Wolle, das Stricken, das Einmachen, Einpöckeln, Räuchern, und viele andere Dinge mehr, gut verstehen, sonst kann man sie für keine tüchtige Wirthin erkennen.

Hieraus ist zu ersehen, was für Fleiß anzuwenden ist, wenn man junge angehende Frauenzimmer in der Wirthschaft anzuführen hat und recht schaffen unterrichten soll.

Wenn nun schon eine Hausmutter alle diese angeführten und die übrigen nöthigen Kenmtnisse besitzt und bey ihren Geschäften in Ausführung bringet, so muß sie sich dennoch gleich anfangs verschiedene Regeln festsetzen, wonach sie handelt und welche sie nie aus den Augen setzen muß. Hierunter kann man zweyerley rechnen; erstlich solche, die durchaus jederzeit befolgt werden müssen und zweitens diejenigen, welche nur zu einer oder der andern Zeit, oder an diesem oder jenem Orte anwendbar sind.

Unter allen diesen ist wohl das die erste, daß eine Hausmutter alle die Pflichten, so ihr in Absicht des Hauswesens obliegen, genau erfülle und ihren Untergebenen mit guten Beyspielen vorgehe.

Die Reinlichkeit bey den Mobilien, Kleidungsstücken, Wäsche und besonders in der Küche, bey den Speisen und Getränken u. s. w., die nie genug empfohlen werden kann, ist eine andere Haupttugend der Hausmutter, die sie durchaus bey allen ihren Geschäften blicken lassen muß. Sie empfiehlt sich dadurch allen ihren Hausgenossen, und bey Fremden verschaft sie sich Achtung und vorzüglichen Beyfall. Widerwille, Ekel und Verachtung sind der Lohn, wenn sie schmutzig und unrein in ihren Handlungen ist, und besonders wenn die Speisen nicht reinlich zubereitet und gemacht werden, es mag solches für den herrschaftlichen oder Gesindetisch bestimmt seyn, so ist der Fehler doch gleich groß, denn jederzeit müssen die Speisen so reinlich zubereitet auf den letztern gebracht werden, daß sowohl die Herrschaft, als auch jeder andere mit Appetit sogleich miteſſen könnte. Das Gesinde selbst wird dazu gewöhnet und von manchen Fehlern gebessert.

Alle Vorräthe müssen zu rechter Zeit, wenn sie am besten und wohlfeilsten, in verhältnißmäßiger Menge nach der Größe ihrer Wirthschaft und nachdem sie längere oder kürzere Zeit dauern, angeschaft, zubereitet und an schicklichen Oertern aufbewahret werden. Auch hier ist es unumgänglich nöthig auf Ordnung und besonders Reinlichkeit zu sehen und öfters frische Luft herein zu lassen, damit die Vorräthe weder verderben, noch fremden, unangenehmen und widrigen Geruch annehmen. Es sey Keller, Speisekammer, Vorrathszimmer, Spinden, Kasten, Fäßer, Boden, oder was es für ein Behältniß sey, so muß alles öfters nachgesehen und gereinigt werden.

Jedes Behältniß, worin Speisevorräthe sowohl, als auch andere nur zu Zeiten nothwendige Mobilien vorhanden sind, muß man stets verschlossen halten und nie die Schlüssel dem Gesinde anvertrauen, oder dasselbe das Nothwendige selbst nehmen lassen; auf solche Art weiß die Wirthin, wo jedes Ding geblieblieben, was und wozu es verbraucht worden, und wie viel noch davon übrig geblieben.

Mit denen nach Beschaffenheit der Zeit und Umstände angeschaften erforderlichen Vorräthen muß die Hausmutter ordentlich, weder zu karg, noch zu verschwenderisch umgehen, sondern sie so eintheilen, daß sie die gehörige Zeit damit auskomme, und auch nie Mangel daran habe.

Bey Anordnung der Speisen muß sie wohl überlegen, daß nicht allein eine gute und öftere Veränderung derselben geschehe, sondern auch, daß für das Gesinde weder zu wenig, noch zu viel bereitet werde, und dieses nicht über Mangel zu klagen Ursach habe, aber auch durch zu überhäuftes Essen nicht Verschwendung entstehe.

So viel als möglich suche man die Ordnung des Essens zu den gehörigen Stunden zu erhalten, so daß die Speisen zu rechter Zeit und weder zu früh noch zu spät angerichtet und auf den Tisch gebracht werden, weil widrigenfalls Murren und Verabsäumung der Arbeiten dadurch entstehen können.

Sind ohne Nachtheil der Wirthschaft an gewissen Tagen bestimmte Speisen eingeführt, so behalte man diese Gewohnheit bey; es giebt eine Erleichterung in der Anordnung derselben und manche andere Hauswirthschaftsarbeiten lassen sich darnach bequem einrichten, und öfters läßt sich das Gesinde von solchen eingeführten Gewohnheiten nicht gerne ohne Murren und Widerreden abbringen.

Neue Speisen einzuführen muß man behutsam seyn, denn gemeiniglich pflegt das Gesinde, wenn es auch keine erhebliche Ursache dagegen hat, sie mit Widerwillen zu essen, und als eine Neuerung viel darüber zu urtheilen oder wohl nachtheilig davon zu reden; daher muß man die Leute nach und nach daran zu gewöhnen suchen und zwar auf solche Art, daß sie in der Folge selbst ein Verlangen darnach bezeigen.

Wo viel Gesinde im Hause ist, wird es selten geschehen, daß nicht einer oder der andere von den Dienstboten über dieses oder jenes Gericht, das er nicht gerne ißt, oder seinem Bedünken nach nicht gut oder theuer genug sey, murret oder wohl gar öfters noch dazu alle andere mit aufhetzet, daß sie darüber unzufrieden werden. Ein solches Betragen des Gesindes kann viel Verdruß zuwege bringen, und trift junge angehende Hausmütter, denen das Gesinde viel eher zu widersprechen und ungehorsam zu seyn sich unterstehet, viel eher, als die ältern und erfahrnern. Das erste, was eine Hauswirthin hierbey zu thun hat, ist, daß sie zu erfahren suche, wer der Urheber einer solchen Unzufriedenheit sey, und wenn sie solches herausgebracht, demselben in der Güte Vorstellung thue und zurecht weise, wenn das aber nicht helfen will, ihn aus dem Hause entferne. Kann sie aber den Anfänger einer solchen Unzufriedenheit nicht ausfindig machen und muß es daher allem Gesinde insgesamt zuschreiben, so muß eine Hausmutter, wenn sie anders ihren Untergebenen nichts abgekürzt hat, und jedem das Seinige gehörig und hinlänglich zugetheilet hat, sich durch solches böse

Mur=

Murren nicht irre führen oder von eingeführter Gewohnheit abbringen lassen, sondern nur standhaft und geduldig seyn, so verliert sich solche Unzufriedenheit mit der Zeit von selbst, sobald die Untergebenen sehen, daß ihnen ihre Unzufriedenheit nichts hilft, noch eine Veränderung zuwege bringt. Oefters geschiehet es auch, daß einer oder der andere dieses unartigen Gesindes sich von selbst empfiehlet, oder sonst aus dem Dienste entlassen wird, und das ist auch der allerbeste Weg der Sache ein Ende zu machen.

Nachgeben ist die gefährlichste Sache, was eine Hausmutter in diesen Umständen, wenn das Gesinde unrechte Klagen führet, thun kann, denn so gleich als sie in das Begehren desselben einwilligt, werden sie bald nach diesem, anstatt der Klage, zuerst über eine Speise, dann über zwey, drey und viel mehrere wieder was haben und zuletzt, wenn es ihnen bey mehrern gelingt, und sie sehen, daß sie mit ihrem Murren was ausrichten, so sind sie mit nichts mehr zufrieden und gehorchen auch bey ihren Geschäften nur mit Widerwillen und Verdruß.

Etwas kann eine Hausmutter bey solchen Umständen, jedoch unvermerkt, nachgeben und zwar, wenn sie solche Speisen, die einer oder der andere nicht gerne ißt, oder die allgemein nicht gerne gegessen werden, nicht in so grosser Menge oder in so großen Schüsseln, als andere ihnen angenehmere Speisen, auftragen läßt, weil öfters der bloße Anblick von so vielem gleich den Widerwillen rege macht, zweytens gebe man ihnen dergleichen Gerichte an Tagen, da sie viel und sich hungerig gearbeitet, von der

Witterung durchnäßt oder wenn sonst durch diese oder jene Beschäftigung ihr Appetit gereitzt worden, denn zu dieser Zeit wird ihnen ein solches Gericht, das sie sonst nicht achteten, viel besser schmecken, als das beste zu einer andern Zeit, wo sie der Hunger nicht sehr plaget. Uebrigens kann eine Hauswirthin, wenn sie eine geschickte Köchin hat, schon ohne Nachtheil guten Rath annehmen, aber auf keine Weise sich von ihr Vorschriften, bey Anordnung der Speisen, machen lassen.

Eine gute Aufsicht bey dem Gesindetische zu haben, ist eben sowohl eine Schuldigkeit der Hausmutter, als daß sie Acht gebe auf die herrschaftlichen Tische, denn sind die Leute sich ganz und gar allein überlassen und wissen, daß Niemand auf sie siehet, so giebt dieses die erste Gelegenheit bey der geringsten Ursache, bald über dieses, bald über jenes Gericht zu murren, oder unzufrieden zu seyn, oder es darf einer oder mehrere zänkisch seyn, und einer kommt bey dem Essen nur um ein weniges zu kurz, so entstehet öfters sogleich der größte Zank, und was dergleichen Unannehmlichkeiten mehr sind, denen man die mehreste Zeit durch gute Aufsicht vorbeugen kann. Giebt es aber Streit bey der Eintheilung des Essens, so ist es am besten, man theile einem jeden seine Portion ab, um allen Zank zu verhüten. Ist das Gesinde hingegen verträglich, so ist es besser, man lasse es sich solches selbst abtheilen, so hat man noch überdem ein unangenehmes Geschäft weniger.

Wenn gute Tischordnung gehalten werden soll, so muß ein jeder seinen einmal eingenommenen Platz behal-

behalten, und solchen nicht täglich verwechseln. So wie alles Essen zu gehöriger bestimmten Zeit fertig seyn und angerichtet werden muß, so muß sich auch jeder mit seinen Arbeiten danach einrichten, daß man nie mit dem Essen auf einen oder den andern warten dürfe, es sey denn in besondern Fällen, weil sonst andere in ihren Beschäftigungen dadurch wieder gehindert werden, und manche Speisen durch das Kaltwerden oder Warmhalten vieles an ihrer Güte und Geschmack verlieren.

Uebrig gebliebene Speisen kann man allenfalls, wo es Sitte ist, dem Gesinde lassen, aber nie erlauben, daß es selbige weggebe; erstlich geschiehet es öffentlich, hernach heimlich, dann wird hie und da auf eine unerlaubte Art etwas zugelegt, und zuletzt entstehen dadurch Durchstechereyen und wohl gar beträchtlichere Diebstäle, oder das Gesinde wird doch die mehreste Zeit durch ihre Abnehmer verführet und zu manchen Untugenden verleitet.

Was eine Hausmutter bey Anordnung des herrschaftlichen Tisches zu beobachten habe, solches ist schon im sechsten Stücke dieses Werkes oder im dritten Theile des allgemeinen Kochbuches angeführet worden. Auf die daselbst gegebenen Regeln muß sie strenge halten, dieselben nie aus der Acht lassen und sorgen, daß sie von dem Gesinde befolget werden.

Von der Küche muß sich die Hausmutter selten entfernen und beym Zurichten, Kochen und Anrichten der Speisen so viel möglich gegenwärtig seyn, damit alles ordentlich und reinlich verrichtet werde.

Alles überflüßige Fett und andere noch brauchbare Dinge muß sie sammeln und sogleich in ihre eigene Verwahrung nehmen; dagegen aber auch alles nöthige Gewürz, Salz, Butter, Fett und dergleichen, was zu den Speisen erforderlich ist, selbst daran thun. Hat sie alle zu brauchende Geschirre besehen, ob sie auch vollkommen rein sind, so muß sie noch darauf Achtung geben, daß die Köchin die Speisen nicht anbrennen oder durch andere Zufälle verderben lasse, und endlich wenn sie fertig, bey dem Anrichten zugegen seyn, damit durch ein unrechtes Hinlegen in die Schüssel die Speisen nicht ihr gutes Ansehn verlieren, oder wohl gar, wie es bey nachläßigen Wirthinnen sich öfters zuträgt, von den Gerichten hier und da etwas heimlich weggenommen werde.

Sobald die Mahlzeiten geendigt, lasse sie die Küche und alles daselbst und bey Tische gebrauchte Geschirre sogleich aufs beste wieder scheuern, die Tische, Bänke und alles, was sonst gebraucht worden, abwaschen, die Küche und Feuerheerd abfegen, und endlich jedes Ding wieder an seinen gehörigen Ort bringen, besonders aber untersuche man öfters, ob sich in denen Schorsteinen viel Rahm und Ruß angesetzt habe, wodurch das Fegen derselben nothwendig wird.

Bier, Wein, Branntwein, Milch und überhaupt alles Getränk, muß allein unter der Aufsicht der Hauswirthin seyn und kein anderer ohne ihr Vorwissen dazu gelangen können. Wie alle diese Dinge zu verwahren, was dabey zu beobachten, und wozu sie genutzt werden, ist alles schon in den vorigen

Thei-

Theilen angeführt, und darf nur, wer sich davon unterrichten will, nachgelesen werden. Ueber den Empfang aller Getränke, über die Verwendung derselben sowohl, als auch über den Verkauf derselben, sollte jedesmahl ein Buch gehalten werden, worin alles bemerkt wird, um daraus erfahren zu können, wo alles geblieben und ob Nutzen oder Schaden dabey gewesen. Eben so muß sie auch bey Bier- und Weinabziehen, bey dem Buttern, Käsemachen rc. jederzeit zugegen seyn, damit nichts entwendet werde, oder Unreinlichkeiten dabey vorgehen.

Was bey dem Einschlachten, Pöckeln, Räuchern, und andern dahin gehörigen Beschäftigungen zu beobachten, und was eine Hausmutter vorzüglich vollkommen wissen muß, alles dieses ist auch schon erwähnet und wird hier nur als eine der Hauswirthin obliegende Pflicht wiederhohlet und erinnert, um nichts davon aus der Acht zu lassen.

Daß bey dem Einschlachten in Städten wenig oder gar kein Vortheil herausgebracht werden könne, habe ich schon anderwärts erwiesen, allein da doch öfters Veränderungen in Speisen gemacht werden müssen, und Manche ein besonderes Behagen an gesalzenem, geräuchertem und dergleichem Fleische finden, auch in einigen Jahreszeiten Dauerspeisen in der Wirthschaft unumgänglich nöthig sind, so ist eine Wirthin doch dadurch genöthigt, dergleichen anzuschaffen, nur müssen keine zu große Vorräthe davon vorhanden seyn, weil solche den Nutzen sonst vollends davon wegnehmen.

Wie stark dergleichen Vorräthe seyn müssen, darüber lassen sich hier keine Vorschriften geben; eine jede geschickte Wirthin, die alles genau und richtig berechnet, wird am besten nach Beschaffenheit und Größe ihrer Wirthschaft, der sie vorstehet, beurtheilen können, wieviel sie davon anzuschaffen nöthig habe.

Große Viehwirthschaften gehören auf das Land, allein bey kleinern oder Hauswirthschaften hält man sich doch auch gerne etwas Federvieh und dergleichen, es sey nun solches zum Nutzen, oder Vergnügen, oder für beides zugleich. Es sey nun aus welcher von diesen Ursachen es wolle, so vertraue man doch nie dem Gesinde ganz allein die Fütterung desselben an, oder verlasse sich blindlings darauf; man kann sicher die mehreste Zeit darauf rechnen, daß das Vieh vernachläßigt, oder wohl gar, wie es zuweilen geschiehet, das Futter gestohlen wird, und das Vieh verhungern muß; besonders nachtheilig ist die Vernachläßigung bey dem zu mästenden Vieh, wenn solches nicht gehörig und zu rechter Zeit sein Futter bekömmt.

Eigenes Backen des Brodtes ist, wenn man zum Backen gute Gelegenheit hat, in einer Wirthschaft immer vortheilhaft, und sollte daher, wo es angehet, nie unterlassen werden, die dabey vorfallende Bemühung ist so groß nicht, und es darf also aus dieser Ursache nicht gescheuet werden. Hat man sich einmahl dazu eingerichtet, so wird man die Sache so schwer nicht finden, als sich mancher vorstellet, nur muß diejenige, die die Aufsicht darüber hat, Acht geben, daß bey dem Kneeten, Aufgehen, Backen rc.

kein

kein Fehler vorgehe, oder sonst wo etwas entwendet werde, was den Nutzen, der bey dem eigenen Backen ist, wieder wegnimmt.

In der Hauswirthschaft fallen außer der Besorgung der Speisen, Getränke 2c. noch viele andere Arbeiten vor, die eben so nöthig sind und genugsame Einsicht und Erfahrung erfodern. Wenn gleich alle und jede Arbeiten nicht hier erwähnet werden können, so wollen wir doch eine und die andere der vornehmsten bemerken. Hierunter gehöret denn auch vorzüglich das Waschen, darüber in der Folge ausführlicher gehandelt werden soll, hier aber bemerke ich nur, daß ehe die Arbeit selbst vorgenommen wird, alles zu waschende Zeug zuvor durchgesehen, ausgebessert, aufgeschrieben und gehörig sortirt werde, damit es nicht durch einander gerathe und in gehöriger Ordnung gewaschen werden kann. Bey dem Waschen sey die Hausmutter selbst gegenwärtig, auf daß von denen Wäscherinnen mit Seife und der Wäsche gehörig umgegangen, rein gewaschen, gut gespült 2c. werde, und jeder bey der Arbeit fleißig und geschwinde sey, um sie so bald als möglich zu beendigen. Nach der Wäsche, wenn alles trocken, gerollt, geplättet 2c. ist, lege man jede zusammen gehörende Stücke bey einander, zähle sie nach dem Waschzettel über, daß nichts daran fehle, und lege ein jedes an seinem ihm bestimmten Orte auf die Seite. Was bey dem Waschen einer jeden Art von Zeug noch besonders zu wissen ist, soll in einer eigenen Abhandlung nachfolgen.

Vom Spinnen, Bleichen und Weben der Leinwand muß die Hausmutter eben so gut, wie von andern Dingen, unterrichtet seyn, und wenn sie das letztere gleich nicht selbst thun kann, so muß sie doch ein jedes Zeug, so gewebt ist, zu beurtheilen wissen, es sey von Wolle, Seide, Leinen, oder Baumwolle; besonders wird solches von ihr in Absicht der Leinwand verlangt, deren Güte sie genau und was oder wie viel dazu erforderlich ist, muß bestimmen können.

Das Spinnen und Bleichen aber ist ihre ganze Sache, die sie aus dem Grunde verstehen muß, weil alles unter ihrer Aufsicht und nach ihrer Anorduung geschehen, auch nichts ohne daß es durch ihre Hände gehe, beendigt werden muß.

Nähen und Stricken sind zwey eben so unentbehrtiche Künste eines Frauenzimmers, die sie vollkommen verstehen muß, nicht allein um selbst die in der Wirthschaft vorfallende Nähereyen und Strickereyen, so viel möglich und es die Zeit bey andern Geschäften erlaubt, zu besorgen, sondern auch, wenn über andere die Aufsicht darin zu führen, sie zurecht zu weisen und unterrichten zu können.

Jedoch nicht das Nähen allein, sondern auch was zu einem jeden Kleidungsstücke, es werde von wollnen Zeugen oder Leinwand gemacht, erforderlich ist, muß sie wissen und besonders bey Leinenzeugen, zuschneiden können, um alle Vortheile dabey zu benutzen; deshalb auch eine Hausmutter alles Haus- und Leibleinen, als Tischtücher, Ueberzüge, Gardinen, Hemden ꝛc. selbst zuschneiden muß, und es nie einer andern überlassen sollte, woraus erhellet, wie nöthig es sey, daß sie wisse, wie viel zu einem jeden Dinge erfordert werde.

Klei-

Kleider zu verfertigen, gehöret eigentlich denen Schneidern, aber doch muß eine Wirthin auf keine Weise ganz unwissend hierin seyn, was von dieser oder jener Art Zeuge, nach Verhältniß seiner Breite, zu einem oder dem andern Kleidungsstücke gehöre, weil sie sonst leicht hintergangen werden, oder sich in ihrer Rechnung irren kann.

Es sind der Verrichtungen, die in der Hauswirthschaft vorfallen, und der Hausmutter obliegen, außer den bereits erwähnten, noch viel mehr, als das Seifesieden, Lichtziehen, Obstbacken, Einmachen rc. die ich hier nicht erwähne, theils weil ich schon an andern Orten davon geredet, theils weil ich befürchte, zu weitläuftig zu werden und auch glaube, daß die angeführten Verrichtungen hinlänglich sind, um zu zeigen, was eine gute Hausmutter alles zu verrichten auf sich habe, wenn sie ihr ganzes Hauswesen recht führen und vorstehen will.

Ich wiederhohle nur noch zum Beschluß dieses Artikels, daß sie sich äußerst angelegen seyn lasse, durch ihr eigenes gutes Beyspiel andern so vorzugehen, daß sie ihr darin zu folgen genöthigt werden. Sie selbst muß die erste und letzte bey der Hand seyn und ihre Arbeiten mit Fleiß und Vergnügen verrichten, denn so wird ihr das Gesinde auch darin nachfolgen und mit mehrerm Vergnügen arbeiten, wenn es siehet, daß seine Aufseherin sich vor nichts scheuet und jede Arbeit mit anfassen hilft. Besonders aber richte sie alle ihre eigenen und die Arbeiten des Gesindes so ein, und in solcher Ordnung, daß eine immer der andern folge und die nöthigsten

Geschäfte nicht hintenangesetzt oder gar vernachläßigt werden. Jede Woche und jeden Monath sehe sie ihre Rechnungen durch und untersuche, ob sie bey ihrer Wirthschaft etwas ersparet, oder zugesetzt habe, und worin das letztere liege; hat sie denn den Fehler herausgefunden, so muß sie ihn in der nächsten Woche oder Monath wieder ins Gleichgewicht zu bringen suchen. Auf solche Weise nur kann sie rechnen, daß sie mit ihrem bestimmten Wirthschaftsgelde bis zu Ende des Jahres reiche, da sie denn am Schlusse, wenn sie außerdem alle ihre Pflichten beobachtet, mit dem größten Rechte den Nahmen einer guten und vortreflichen Hausmutter verdienet.

Von den Pflichten und Verhalten des Gesindes überhaupt.

Es wird wohl nicht unangenehm seyn, wenn ich, nachdem ich in einer besondern Abhandlung von den Pflichten einer Hausmutter geredet, auch etwas über die Pflichten des Gesindes, besonders der weiblichen Dienstboten, weil die männlichen fast jederzeit unter des Hausvaters Befehlen stehen, nachfolgen lasse.

Dienstboten haben verschiedene Pflichten, sowohl gegen ihre Herrschaft, als auch gegen sich selbst zu beobachten, und außerdem müssen sie auch diejenigen Arbeiten und Geschäfte verstehen und verrichten, wozu sie sich vor Antretung ihres Dienstes verbindlich gemacht haben. Finden sie sich aber weder geschickt, noch stark oder willig dazu, so müssen sie solches sagen, und sich nicht in Dienste begeben, wenn sie ihre Versprechungen nicht erfüllen können, oder wollen, sonst sind sie dafür als straffällig anzusehen.

Das allererste und nöthigste, was sie besitzen sollten, ist, daß sie eine wahre ungeheuchelte Ehrfurcht gegen Gott und sein Wort und Liebe zu allen, einem Mädchen gebührenden Tugenden bezeigen, und sich durch nichts auf der Welt davon abwendig machen lassen. Hat sie das Schicksal dazu bestimmt, daß sie andern dienen müssen, so dürfen sie darüber nicht murren und unzufrieden seyn; erstlich kennt man die Absichten Gottes nicht, warum er dieses oder jenes thut, und zweytens ist auch ihr Stand nicht von allen Freuden ganz ausgeschlossen und hat in manchen Stücken auch sein gutes, man kann also bey seinem Dienste vollkommen zufrieden und heitern Geistes und frohen Muthes seyn, besonders wer stets sein Vertrauen auf Gott richtet, und seiner Herrschaft treu und redlich dienet.

Freylich kann ein armes, gutes Mädchen wohl bey einer bösen und ungerechten Herrschaft in Dienst gerathen, wo sie alles vergeblich anwendet, sich deren Liebe und Gunst zu erwerben, allein deswegen darf sie ihre gute Gesinnungen nicht ändern, oder sich zum Bösen verleiten lassen; kein Dienst dauert ja ewig und sobald ihre Dienstzeit beendigt ist, kann sie sich ja anderwärts hinbegeben und gewiß seyn, daß das Lob, welches ihr vorher versagt worden, nach ihrer Entfernung gewiß nachfolgen wird, und wenn man dann ihre Tugenden und gute Eigenschaften erfähret, kann sie sich die sichere Hoffnung machen, desto bessere Dienste wieder zu erhalten.

Höflichkeit und Achtung muß sie gegen ihre Herrschaft und deren Kinder, so wie gehöriges und sittsames Betragen gegen andere, sowohl vom höhern Stande, als auch ihres Gleichen, nie aus den Augen setzen, sie schützt sich dadurch gegen manche üble Begegnung, ehret sich selbst und in vielen Fällen ihre Herrschaft zugleich mit.

Im Umgange mit andern, sie mögen seyn von welchem Stande sie wollen, bezeige sich sich ehrbar, und

und sobald ihr dem zuwider etwas gesagt wird, entferne sie sich und entsage einem solchen Umgange. Besonders sey sie behutsam gegen Mannspersonen, darunter viele sind, die sich, die Tugend und Ehre eines Mädchens zu vernichten, kein Gewissen machen; läßt sie sich von solchen Menschen einmahl hintergehen, so ist nichts in der Welt, was ihr ihre Unschuld und Tugend wieder ersetzen könne.

Ohne Freunde, denen man sich zuweilen anvertrauen, oder ihren guten Rath erbitten kann, in der Welt zu seyn, ist ein trauriges Leben, keine redliche Herrschaft wird einem guten Dienstboten hierin zuwieder seyn, letztere aber muß dahin sehen, sich eine ehrbare, fleißige und tugendhafte Person oder Freundin, die ihr zum Beyspiel dienet, und sie zu Erfüllung ihrer Pflichten aufmuntert, zu erwählen.

Am Anzuge läßt sich öfters schon vorher beurtheilen, ehe man jemanden kennet, wie dessen Gesinnungen seyn mögen und viele Herrschaften geben darauf öfters mehr acht, als man sich vorzustellen pfleget, ja bey vielen läßt sich schon mit Gewißheit aus der Art ihres Anzuges auf die Untugenden ein Schluß machen.

Ein Dienstmädchen muß sich daher nie besser oder nach einer andern Mode kleiden, als es ihr Stand, in dem sie sich befindet, mit sich bringt; alle Kleidungsstücke, die sie trägt, müssen reinlich und ganz erhalten werden, sonst sind das die sichersten Merkmahle, daß sie faul, nachläßig und auch unwillig bey ihren Verrichtungen seyn werde, weil jeder überzeugt ist, daß beide Stücke nur von der Lust und dem guten Willen eines Dienstmädchens abhangen.

Verschwendung führet zu vielen Lastern und Untugenden, daher ein Dienstbote, wenn er mit dem Seinigen nicht ordentlich umgehet, sein Geld unnütz verwendet, lüderlich verschwendet, in Lotterien spielt, hier und da borget, früher als die Zeit es mit sich bringt, schon seinen Lohn fodert ꝛc. sich bey jeder Herrschaft verdächtig macht und deren Zuneigung von sich abwendet. Von Hurerey, Diebstahl und vielen kleinen Betrügereyen sowohl im Hause, als auch bey dem Einkaufe, die so manches Gesinde als erlaubt, und daß es keine Sünde seyn solle, angesehen wissen will, glaube ich nicht nöthig zu haben, vieles zu sagen, da jeder die Schändlichkeit dieser Laster kennet, und jede Betrügerey ein Diebstahl ist und bleibet, es mag den Werth von einem Pfenning oder von hundert Thalern betreffen.

Die Treue und Ehrlichkeit sind demnach Eigenschaften, die ein Dienstbote seiner Herrschaft in allen Fällen schuldig ist, und dagegen auf keine Weise niemahls handeln darf, und daß um so viel mehr, da man in ihn mehr Zutrauen setzen muß, als in einen Fremden, folglich ist er auch doppelt straffällig, wenn er dagegen sündigt. Eben hieher gehöret auch die Verschwiegenheit, welche darin bestehet, daß man weder die von der Herrschaft anvertrauten Dinge, noch was in dem Hause vorgehet, andern entdecke, oder öffentlich ausbreite; es mag mit Vorsatz oder aus Unbedachtsamkeit geschehen, so ist der Fehler in beyden Fallen nicht erlaubt, und bleibt eine Unart, womit

mit man auch die allerbesten, hohe und niedere Herrschaften gegen sich aufbringen und den größten Verdruß und Verantwortung zuziehen kann.

Dagegen befleißige sich ein Dienstbote der Aufrichtigkeit und Wahrheit, er verberge so wenig seine eigenen, als des andern Gesindes Fehler und Vergehungen gegen seine Herrschaft, und handle stets so, als man spricht. Ob dieses nun schon an und für sich Pflichten sind, die allen obliegen, so wird doch ein jedes Gesinde durch Ausübung derselben sich die Zuneigung und Liebe seiner Herrschaft erwerben. Freylich werden Nebendienstboten, wenn sie schuldig sind und solches erfahren, dergleichen Personen verfolgen und alles anwenden, ihnen zu schaden; indessen darf sich keiner um dergleichen böser Menschen Zorn bekümmern, weil sie zuletzt in die Grube fallen, die sie andern zu graben sich beflissen haben.

Hingegen gehe man auch der Herrschaft nicht mit Unwahrheiten vor, schmeichle ihnen nie auf eine unrechte Weise oder rede Unwahrheiten oder unerwiesenes Böses, so wenig von andern Menschen, als seinem Nebengesinde.

Einer jeden Herrschaft, der man versprochen hat, eine gewisse Zeit zu dienen, sie mag böse oder gut seyn, ist man Fleiß und Gehorsam schuldig, alle anbefohlene Geschäfte müssen mit Folgsamkeit besorget und alle Arbeiten ohne Murren und ohne darüber zu klügeln vollführet werden. Nie lasse man seine Arbeiten liegen, verabsäume sie, oder nehme andere unnöthige Dinge vor, ehe die nöthigen verrichtet worden; man

wähle

wähle nicht oder sey unzufrieden über die aufgegebenen Arbeiten, sondern verrichte alles hurtig und willig.

Wenn ein Dienstbote verschickt wird, muß er nicht säumen, sobald seine Verrichtungen beendigt sind, wieder zu Hause zu kommen, und wird ihm einige Zeit zu seiner Erhohlung, eigenen Geschäften oder Vergnügungen erlaubt, so muß er nie die gesetzte Zeit überschreiten und länger wegbleiben, als ihm erlaubet worden, sonst leidet die Herrschaft, und deren Geschäfte werden verabsäumet.

Es ist viel daran gelegen, zu welchen Gesellschaften sich die Dienstboten halten, gehen sie zu ihren Verwandten oder andern Leuten, die redliche und gute Menschen sind und in gutem Rufe stehen, so versage man ihnen zuweilen kleine Vergnügungen und Erhohlungen von ihren Arbeiten nicht, sie haben öfters schwere Arbeiten, und wünschen auch manchmahl, sich davon auszuruhen und einige frohe Stunden zu genießen, sobald man aber bemerkt, daß sie sich in bösen Gesellschaften oder in lüderlichen, schlechten Häusern aufhalten, schränke man sie in ihrer Freyheit ein und schaffe sie, sobald man kann, aus seinem Dienste, ehe sie noch gänzlich dadurch verdorben werden.

Alles was man dem Gesinde unter die Hände giebt, muß ihm genau zugezählet werden, und alles was ihm während seines Dienstes anvertrauet wird, an Zinn, Kupfer oder andern Mobilien, überliefere man ihm, sobald es den Dienst antritt und gebe ihm ein Inventarium darüber, nach welchem es dereinst,

wenn

wenn es den Dienst wiederum verläßt, alles zurück liefern und wenn was daran fehlet, ersetzen muß.

Thun Dienstboten ohne ihre Schuld oder unwillkührlich durch Zerbrechen eines oder des andern Dinges Schaden, oder wenn etwas gestohlen oder sonst weggekommen ist, so verfahre man nicht zu scharf in Ersetzung solcher Sachen, besonders wenn sie sich gut aufführen; man erwäge, daß es arme Menschen sind, die sich jeden Pfenning, den sie besitzen, sauer verdienen müssen; geschiehet der Schade aber vorsetzlich und boshafterweise, oder nach vielen gegebenen vergeblichen Warnungen, dann kann man sie schon eher dafür büßen lassen, und wenn es auch nur einmahl geschähe, um sie für ihren Leichtsinn zu strafen, sie werden alsdann, wenn sie der Schade selbst ganz oder zum Theil trift, gewiß vorsichtiger werden und sich bessern.

Liebe, Ehrfurcht und Zutrauen muß das Gesinde gegen und zu seiner Herrschaft haben und wenn es damit noch Fleiß und gute Aufführung verbindet, so wird eine kluge Herrschaft es gewiß schätzen, in Ehren halten, ihm bey vorkommenden Gelegenheiten sicher weiter forthelfen und sein Glück zu befördern sich ein Vergnügen machen, zuletzt noch lange an seine treuen Dienste denken, und fortfahren, es zu belohnen, wenn es auch schon längst aus ihrem Dienste getreten seyn wird.

Aeußert sich Unzufriedenheit von einer oder der andern Seite, oder erfüllet die Herrschaft oder der Dienstbote nicht die Verbindlichkeiten, die sie einander

der beym Antritt des Dienstes versprochen haben, dann ist eine Trennung je eher je lieber das beste.

Wird dieses durch geringe Vergehungen oder sonst unbedeutende Dinge verursacht, so ist es allezeit besser, sie beyzulegen und zu vergessen, aber nur in wichtigen Fällen will ich eine solche Trennung angerathen haben, weil eine öftere Veränderung im Dienste für die Herrschaft nicht sehr vortheilhaft und noch viel weniger für Dienstboten ist, denen es im Grunde zu einer sehr schlechten Empfehlung gereichet, wenn sie ihre Dienste sehr oft verändern.

Sind aber triftige Gründe vorhanden, die eine Veränderung nöthig machen, alsdann muß auch jeder Theil den andern zur rechten Zeit aufsagen, damit einer dem andern nicht in unnöthige Verlegenheit setze, und zum Zorne reitze. Einer Herrschaft gebühret es am wenigsten ohne erhebliche Ursachen einen armen Dienstboten in Verlegenheit zu setzen; wenn letzterer aber durch Diebstahl, oder andere eben so große Vergehungen, dazu Anlaß giebt, daß er außer der Zeit aus dem Dienst gestoßen oder ihm derselbe aufgesagt werden muß und man ihn seiner Laster halben nicht länger behalten kann, alsdann hat sich ein Dienstbote die Schuld selbst beyzumessen, und kein vernünftiger Mann kann der Herrschaft ihr Verfahren tadeln und vielmehr öfters noch als eine nur gelinde und nicht zureichende Strafe ansehen.

Es mag hieran genug seyn, was ich von dem Verhalten des Gesindes gegen ihre Herrschaft angeführt habe, es könnte demselben noch vieles beygefügt

fügt werden, wenn ich nicht befürchten müßte zu weitläuftig zu werden; eine rechtschaffene Hausmutter, die es mit jeden gut meint, wird das übrige, was hier noch fehlet, selbst zusetzen können.

Es sind nicht in allen Wirthschaften Hausmütter vorhanden, die der ganzen Wirthschaft vorstehen, sondern es trift sich auch öfters, daß dieselbe einer Tochter oder Verwandtin des Hausherrn oder sonst einer andern dazu angenommenen Person übergeben worden. Gegen dergleichen Stellvertreter einer Hausmutter gebühret es dem Gesinde eben so gut Achtung zu haben und deren Befehle und Anordnungen so pünktlich und mit demselben Fleiß und Gehorsam zu befolgen, als wenn sie unter einer würklichen Hausfrau stünden, und wenn das Gesinde hierin widerspenstig und ungehorsam ist, so muß der Hausherr sie zu ihrer Schuldigkeit zu bringen suchen, und wenn dieses durch keine Mittel zu erreichen seyn sollte, sie ganz und gar fortschaffen.

Einer solchen Person ist ja das ganze Hauswesen zu besorgen übergeben, sie muß für alles stehen, alles anordnen und eben so vollführen, als eine wirkliche Hausfrau, folglich muß sie auch, wenn man alles dieses von ihr fodert, eben die Macht und Herrschaft über das Gesinde haben, als jene, sonst kann man nicht von ihr verlangen, daß sie alles dasjenige erfülle, was sie als Wirthschaftsführerin leisten muß.

Sie ihrer Seits, muß jedem Hausgenossen nach seinen Würden gut begegnen, und ihre Untergebenen eben so behandeln, als wir bey den Pflichten einer

Haus-

Hausmutter gesagt haben, auch niemanden gegründete Ursach sich über sie zu beklagen geben. Demjenigen, dessen Wirthschaft sie betreibt, muß sie alle schuldige Achtung erweisen, seinen Schaden verhüten und seinen Vortheil, so viel wie möglich, jedoch ohne andern Nachtheil dadurch zu erwecken, befördern, und auf alle ihr anvertraute und übergebene Dinge genaue Obacht haben und sie zu erhalten suchen.

Dagegen aber muß man einer solchen Person, die das ganze Hauswesen versiehet und die Stelle der Hausmutter vertritt, auch die ihr gebührende Achtung zukommen lassen und dem übrigen Gesinde vorziehen. Weil man auch insgemein Anverwandte oder solche Frauenzimmer dazu wählet, die von guter Geburt und Erziehung sind, so läßt man sie um desto eher an dem herrschaftlichen Tische speisen.

Hat eine Wirthschaftsführerin noch überdies das Recht erhalten, daß sie, mit Wissen des Herrn, dem ihr untergebenen Gesinde, wenn es ungehorsam, nachläßig, liederlich ꝛc. ist, den Dienst aufsagen und anderes an dessen Stelle wieder annehmen kann, so wird hierdurch die Ordnung des Hauses um so mehr erhalten, und jeder Dienstbote wird williger ihre Befehle annehmen und befolgen, als im entgegengesetzten Falle, wo jeder leicht auf den Gedanken kömmt, ihr, so oft es ihm einfällt, widersprechen zu können und ungehorsam zu seyn.

Weiß man nun endlich die Pflichten der Dienstboten, so muß man auch Kenntniß haben von denen Arbeiten, die sie zu thun schuldig sind, sonst wird

man

man von ihnen verlacht und alle gegebene Befehle schlecht befolget werden; daher ist es höchst nothwendig, daß eine Wirthin auch von solchen Arbeiten, wenn sie selbige gleichwohl andern zu thun giebt, vollkommen unterrichtet sey.

Alle und jede dergleichen weibliche Arbeiten anzuführen und zu beschreiben, würde viel Raum erfordern, ich werde also nur der vornehmsten in der Kürze erwähnen.

In kleinen Haushaltungen kann eine einzige Magd alles gut verrichten, in großen braucht man deren wohl zwey und in einer noch größern drey und wohl noch mehrere, dann werden die Hausgeschäfte getheilet, und einer jeden bey Antritt ihres Dienstes die für sie bestimmte Arbeiten bekannt gemacht, und untersucht, ob jede für ihre Geschäfte auch Geschicklichkeit genug besitze und sie verstehe.

In Häusern, wo eine starke Familie ist, viele Personen am Tische sind, oder öfters Fremde speisen, hat eine einzige Person genug mit der Küche zu thun, wenn sie alles zusammen hohlen, alle Speisen bereiten und Geschirre rein halten soll, ja es wird ihr wohl sogar in manchen großen Häusern, wenn sie nicht alles bestreiten kann, eine Schauerfrau nebenbey gehalten.

Eine solche Person nennt man eine Köchin; wenn diese mit ihrer Küche so viel zu thun hat, daß sie keine andere Arbeiten mehr machen kann, so wird alsdann einer andern, oder einem sogenannten Hausmädchen, die übrige häusliche Arbeit, als die Kleider und Zimmer reinigen und in Ordnung halten, bey der Wäsche zu helfen 2c. übertragen, welche dann öfters auch das Ausbessern und Nähen des Leinenzeuges, der Kleider, das Stopfen 2c. aufgegeben wird, und wenn auch diese das letztere bey ihrer übrigen Hausarbeit nicht alles verrichten kann, nimmt man wohl noch eine dritte oder Nähemädchen an, die alle vorfallende Näharbeiten verrichten muß.

Hiernach wollen wir denn nun sehen, was eine jede und zwar erstlich die Köchin, dann das Hausmädchen und hernach ein Nähemädchen, Amme, Kinderfrau oder Kindermädchen insbesondere zu thun und zu besorgen habe, und solches in den drey folgenden Kapiteln in Betrachtung nehmen.

Von der Köchin, ihren Pflichten und Arbeiten im Hauswesen.

Wo mehrere weibliche Dienstboten gehalten werden, da ist die Köchin allemahl die erste darunter, weil von ihr schon mehr Geschicklichkeit, als von allen übrigen verlangt wird, daß heißt, daß sie außer den andern weiblichen Arbeiten die Kochkunst, so weit es ein weiblicher Dienstbote darin zu bringen im Stande ist, vollkommen verstehe, weshalb sie sich bey dem Miethen nicht für geschickter ausgeben muß, als sie wirklich leisten kann, sonst hintergehet sie ihre künftige Herrschaft auf eine strafwürdige Weise. Sie muß die mehresten und alle gebräuchliche Speisen auf eine und auch öfters mancherley Art zu bereiten wissen und eine jede bald auf diese, bald jene Weise gut und wohlschmeckend zurichten und beym Anrichten geschickt und zierlich auf den Tisch geben können. Sie muß demnach mit dem Kochen, Braten, Backen rc. auch mit Einpöckeln, Räuchern, Einmachen verschiedener Sachen, Aufbewahren der Speisevorräthe rc. vollkommen Bescheid wissen und von ihren Gerichten nach Gefallen allerley Veränderungen machen können.

Freylich finden sich selten Köchinnen, die dieses alles genau verstehen, allein da muß denn die Hausmutter das Fehlende ersetzen, zumahl da es ihr so schon gebühret, bey allem die Aufsicht zu haben, alles anzuordnen und dasjenige, was zu den Speisen gehöret, herauszugeben. Denn wenn eine Köchin noch so viel verstehet und aufs beste alles machen kann, so muß man doch nie zugeben, daß sie über alles gehen und nach ihrem Bedünken nehmen könne, dafür ist die Hausmutter, und wer solchen Leuten alles das überlassen wollte, würde bald durch Schaden und Verlust das Nachtheilige davon erfahren.

Wenn gleich die Hausmutter den Einkauf der Lebensmittel selbst besorgt, so bleibt doch manches für die Köchin zu hohlen übrig, und wenn die erstere nicht kann, muß die letztere alles besorgen; daher ist es nothwendig, daß sie Kenntnisse von der Güte und Beschaffenheit aller Lebensmittel, deren Preisen und rechter Jahreszeit, wenn sie am besten sind, habe. Je mehr Gelegenheit hierbey ist, Unterschleif zu machen, desto mehr muß man nachforschen, ob eine solche Person beym Einkaufen treu und redlich ist, sonst könnte man das Jahr hindurch den erheblichsten Schaden haben. Ist eine Hauswirthin vorhanden, so kömmt dieser das Anordnen der Speisen zu, wo aber nicht, so kann man es wohl der Köchin überlassen, vorzuschlagen; allein ihr Vorgesetzter, es sey wer es wolle, muß doch seine Einwilligung dazu geben.

Die Vorbereitung und Reinigung der Lebensmittel muß eine Köchin recht gut verstehen, ohne welche die fertigen Speisen ein widriges Ansehen erhalten und öfters das beste Gericht verdorben wird. Diese Verrichtnng kömmt ihr ganz allein zu, eben so wohl wie die Zubereitung und das Anrichten der Speisen von ihr allein verlangt werden.

Was bey dem Anschaffen, Vorbereiten, Zubereiten und Anrichten der Speisen zu beobachten sey, ist im dritten, vierten und sechsten Stücke dieses Werks angezeiget und nachzusehen, eben so ist auch schon in diesem und andern Theilen gesagt, was bey Anschaffung der Lebensmittel in acht zu nehmen ist. Wir wollen also noch betrachten, was eine Köchin noch außerdem für Geschäfte im Hause zu besorgen habe. Was ihre Aufführung anbetrift, so ist vorhin schon das Allgemeine darüber gesagt worden, welches so wohl sie, als die übrigen weiblichen Dienstboten im Hause betrift.

Wenn bey kalten Tagen die Zimmer geheizt werden, so fällt dieses Geschäfte der Köchin zu, es sey denn, daß sie so viel Arbeiten habe, daß es einem andern aufgelegt werden muß, und eben die Be-

wand-

wandniß hat es auch mit dem Holztragen. Hat die Köchin das Einheitzen zu besorgen, so muß dieses zur rechten Zeit geschehen, daß wenn die Herrschaft aufstehet, oder das Zimmer zu andern Geschäften dienet, es bereits erwärmet sey.

Weil sie nun deshalb früher aufstehen und billig die erste hierin seyn sollte, so muß sie ihr Feuerzeug stets in guter Ordnung bey der Hand haben, um sogleich Licht anzünden und Feuer anmachen zu können.

Bey dem Feueranmachen darf es nicht immer Kiehn seyn, womit dieses bewerkstelligt wird, klein gespaltenes Birkenholz, dergleichen Büchenholz oder Birkenrinde leisten eben die Dienste, nur muß beides recht klein gespalten und getrocknet seyn, alsdann sind sie eben so gut, wo nicht noch besser, als Kiehn, wofür man dadurch die Ausgabe ersparen kann.

Bey dem Einheitzen selbst ist noch zu beobachten, daß, wenn es in einem Windofen geschiehet, das Holz vorne an, wenn es aber ein anderer Ofen ist, der von außen geheitzt wird, so muß es ganz hinten gelegt werden. Wenn die Kälte so strenge ist, daß einmaliges Holzeinlegen nicht hinreicht und noch nachgelegt werden muß, so säume man damit nicht und thue es zur rechten Zeit, bevor das zuerst eingelegte Holz völlig verbrannt ist, mache die große Thüre zu und lasse während dieses Brennens, wenn der Ofen gut ziehet, nur die kleine Zugthüre oder wenn der Ofen einen Rost hat, die untere Aschenheerdsthüre offen, damit das Feuer gut brenne. Zuletzt wenn alles ausgebrannt ist, müssen alle Thüren und die Klappe sogleich zugemacht werden, um die Hitze zusammen zu halten.

Alles, was zum Frühstück gehöret, zusammen zu holen und dasselbe zu bereiten, es mag aus Kaffe, Thee, Schockolade, warmen Bier oder bestehen, woraus es wolle, kommt der Köchin zu. So wie das Einheitzen, also auch dieses, muß sie zur rechten Zeit, es sey früher oder später, wann es verlangt wird, fertig haben. Alle Geräthschaften, die dabey gebraucht werden, müssen rein seyn und besonders die Milch vorsichtig in einem recht gut gescheuerten Kessel einmal aufgekocht und sogleich in einen reinen Topf, der allein dazu bestimmt ist und worin nichts fettiges gewesen, gegossen werden. Wenn Sahne ohne Rahm bey dem Kaffee getrunken wird, so gießt man des Abends die Milch in einen breiten oder flachen Napf und rahmt sie des Morgens mit einer flachen Kelle ab. Diese Sahne darf alsdann nur auf Kohlen recht heiß gemacht werden, ohne zu kochen. Kauft man aber die Sahne, so muß sie mit einem Löffel umgerührt werden, damit sie nicht zusammenlaufe.

Nach dem Frühstücke folgt die Anschaffung und Zubereitung der Mittagsmahlzeit, wovon das Nöthige schon gesagt worden; ist diese vorbey, so muß die Köchin sogleich das Aufwaschen, Abscheuern und Reinigen aller in der Küche bey Tische gebräuchlichen Geschirre vornehmen. Das Aufwaschen wird folgendermaßen verrichtet: Sogleich, als das Essen vom Feuer weggenommen und angerichtet ist, muß das dazu nöthige Wasser in einem besonders dazu bestimmten Gefäße aufgesetzt werden, unterdessen wirft man in das

Aufwaschfaß oder Tubben eine Handvoll Kleyen und gießt das heiße Wasser darauf, nimmt einen starken reinen leinenen Lappen, wäscht mit demselben und dem Kleywasser jedes Stück inwendig und auswendig rein ab, spühlt es in reinem Wasser nach, stellt es auf einen Tisch oder eigentlich dazu gemachte Bank hin, damit das Wasser wieder ablaufen könne, bis es trocken ist. Wird bey dem Aufwaschen das Kleywasser wegen der vielen Geschirre zu fettig, so muß man es ausgießen und frisches heißes Wasser und frische Kleien nehmen, sonst werden die letzteren Geschirre nicht rein und bleiben fettig.

Zuerst nimmt man gerne das Zinn und reinigt es, dann das Porcelain oder andere irdene Geschirre und zuletzt die Töpfe, welche erst inwendig ausgewaschen, hernach aber auswendig mit einem Scheuerwisch und Sand abgescheuert und zuletzt ausgespühlet werden. Das gebrauchte Kleywasser darf nicht weggegossen werden, sondern kann dem Viehe, besonders Schweinen, wenn man welche hält, gegeben werden, nur muß, wenn es letztere bekommen, kein Pfeffer darunter gerathen seyn.

Das Reinigen der Geschirre geschiehet auch öfters und gemeiniglich an den Orten, wo mit Holz gefeuert wird und wo man die Asche selber hat, mit Lauge, die man dazu sogleich bereitet oder mit Lauge von einem Aschenküfen. Letztere ist öfters zu stark zum Abscheuern, alsdann darf man nur noch so viel Wasser zugießen, bis sie schwach genug wird. Wenn man sich die Lauge selbst dazu erst bereitet, so hat man in den mehresten Küchen einen sogenannten eisernen Laugegrapen, worin Wasser zugleich beym Kochen der Speisen gewärmet wird, und worin man alsdann eine hinlängliche Menge Asche wirft. Mit der erhaltenen oder warmen Lauge werden dann die unreinen zinnernen Geschirre gescheuert und die messingenen oder kupfernen und hölzernen Geschirre durch Auswaschen vom Fette gereinigt und abgespühlt.

Das Scheuern des Zinnes geschiehet folgendermaßen. Man legt das Zinn in die Lauge und läßt beides recht heiß werden, alsdann nimmt man eins nach dem andern heraus in das Scheuerfaß, streut etwas Sand, z. B. auf den Teller, nimmt einen wollnen Lappen oder gut gemachten Scheuerwisch und scheuert immer rings herum nach der Mitte zu, bis er aller Orten recht rein ist, dann spült man ihn in reinem Wasser ab und stellet ihn hin, daß er ablaufen kann, und so verfährt man mit jedem Stücke. Hierbey ist aber noch zu bemerken, erstens: daß Fluß- und Regenwasser besser zum Abspühlen sind, weil von dem Brunnenwasser das Zinn öfters blau anläuft, welches daher kömmt, weil mehrentheils das Brunnenwasser hart ist, oder viel Kalkerde enthält, und zweitens muß man das zum Ablaufen hingestellte Zinn zwar dichte zusammen setzen, damit man Platz behält, aber nicht so dicht neben einander, daß es sich mit seinen Flächen berühre, sonst bekömmt es an solchen Orten gemeinhin Flecke Teller und Schüsseln, oder was zum Speisen gehöret, müssen zuerst, und hernach andere Geschirre, als Waschbecken und dergleichen, zuletzt genommen werden.

Nacht-

Nachtgeschirre aber müssen in einem besonderen Gefäße allein für sich der Reinlichkeit wegen gescheuert und auch an einem besondern Ort und mit eigenen Lappen oder Scheuerwischen gescheuert werden.

Da das Zinn bey dem Scheuern wegen der Ungeschicklichkeit der Mägde sehr oft verbogen und beschädigt wird, so hat man an einigen Orten hölzerne Formen, worin die Teller während dem Scheuern gelegt werden, hierdurch werden selbige ungemein geschonet und können nicht so leicht verbogen werden.

Kupferne und messingene Geschirre kann man, wenn sie fettig sind, erst mit Lauge abwaschen, um das daran sitzende Fett fortzuschaffen, alsdann ausspühlen, und mit Branntweinstrank oder schwachem Biereßig oder sauer gewordenen Biernetzen, vermittelst weißen Sandes und eines weichen Strohwisches nachscheuern, und dann, wenn sie vollkommen rein, mit Wasser abspühlen, damit sie nicht wieder anlaufen. Auch hier ist es besser zum Abspühlen, Regen- oder Flußwasser zu nehmen, denn das Brunnenwasser hinterläßt, wegen der darin enthaltenen Kalkerde, Flecke, die zwar nicht schaden, aber doch das rein gescheuerte Kupfer und Messing unansehnlich machen. Jedoch kann man sich dadurch helfen, wenn die Geschirre nur etwas abgelaufen, daß man die übrige Näße sogleich mit reinem trockenen Löschpapiere wegnimmt, bis die Geschirre ganz trocken werden, so laufen sie auch nicht so an.

Das hölzerne Zeug, wenn das Fett fortgeschaft ist, scheuert man ebenfalls mit Sande und spület es mit Wasser nach.

Mit Besorgung des Abendtisches und mit Reinigung des dazu gebrauchten Küchen- und Tischgeschirres hat es eben die Bewandniß, und muß eben so besorgt und alles gereinigt werden, wie bey dem Mittagsbrodte gesagt worden ist.

Alle übrigen Geräthschaften, die zur Küche gehören, Spinden, Tische, Schemmel, Schäppe, Bänke und dergleichen mehr, muß die Köchin eben so gut stets rein halten, als alle übrige genannte Geschirre, die sie unter Händen hat. In der Küche selbst muß an keinem Orte und in keinem Winkel das geringste Müll liegen bleiben und geduldet werden, und sollte auch des Tages mehr als einmal dieselbe ausgefegt werden müssen.

Das Brodtbacken ist die Arbeit der Köchin, folglich muß sie das Einsäuern, Kneten und Backen gut verstehen, und wenn nicht bey dem Becker gebacken wird, das Heitzen des Backofens ebenfalls verrichten und ihm die rechte Hitze, die das Brodt verlangt, um vollkommen gahr zu werden, ohne zu verbrennen, zu geben wissen.

Auch im Kuchenbacken muß sie nicht ganz unwissend seyn, damit sie der Hausmutter an die Hand gehen oder zur Noth, wenn es ihr überlassen wird, selbst was bereiten kann.

Wenn der Küchengeschäfte nicht zu viel sind, daß sie von allen andern Arbeiten zurückgehalten wird, muß sie bey der Wäsche mit helfen, und in ganz kleinen Haushaltungen, wo ihre übrigen Arbeiten es erlauben und sie alles bestreiten kann, wohl die ganze

Wäsche allein besorgen, ist aber selbige zu groß, mit einer angenommenen Waschfrau verrichten.

Geträuke aufzufüllen und abzuziehen gehöret gleichfalls zu ihren Geschäften, und eben so das Reinigen oder Spühlen der Bierbouteillen und Kruken, worin die Neigen niemals lange stehen müssen, oder die alten abgebrochenen Korke darin bleiben, weil sie sich hernach schwer reinigen lassen und das wieder eingefüllte Bier leicht verdirbt.

Das Weinabziehen aber, wenn dergleichen vorfällt, ist das Geschäft der Hausmutter oder einer darüber gesetzten Person, die damit unzugehen wissen muß.

Sobald eine Köchin ihren Dienst antritt, so säume man nicht, ihr sogleich alles Kupfer, Messing, Zinn, hölzerne, blecherne und eiserne Geräthschaften, kurz alles, was sie unter Händen bekommt und ihr anvertraut wird, zu übergeben, zuzuzählen und ihr zugleich ein geschriebenes Inventarium über alle diese ihr überlieferte Dinge mitzutheilen, welches sie behält, damit sie immer nachsehen kann, ob noch alles vorhanden oder etwas fehlet. Kömmt eins oder das andere Stück fort, oder wird schadhaft, so muß sie solches der Herrschaft anzeigen, damit es wieder hergestellt oder angeschaft werden könne, und nie etwas an dem Inventario fehle. Bey dem Abzuge muß alles wieder nach dem Inventario zurück geliefert werden, und wenn durch ihre Schuld etwas verlohren oder abhänden gekommen, kann man fodern, daß sie es wieder ersetze, es sey dann, daß man etwas vom Schaden oder das Ganze erlassen wolle.

Es ist nöthig, daß man ein zweites gleiches Inventarium auch für sich behalte, um nach demselben öfters nachzusehen, ob alle der Köchin überlieferte Geräthschaften noch richtig seyen, dadurch kann, wenn die Köchin nachläßig oder wohl gar liederlich ist, öfters viel Verdruß ersparet werden, der immer größer ist, wenn solche weggekommene Sachen lange hernach, auf den letzten Tag der Dienstzeit, erst vermißt werden.

Zum Schluß will ich noch erwähnen, daß, wo zum Bedarf der Hauswirthschaft Federvieh und dergleichen gehalten oder gemästet wird, die Fütterung desselben der Köchin gebühret; zwar wird öfters in großen Wirthschaften sehr viel Vieh gehalten, dann ist aber dazu eine eigene Viehmagd bestimmt, die das alles besorgen muß.

Was bey dem Viehfüttern und Mästen zu besorgen ist und wie eine jede Art von Hausthieren behandelt werden müsse, soll in der Folge ausführlicher beschrieben und abgehandelt werden.

Muß man der Köchin den geringen oder ganzen Ankauf der nöthigen Bedürfnisse überlassen, so muß sie, wo nicht eher, doch am Ende des Tages oder des Abends gewiß Rechnung von allen ihren Ausgaben ablegen und zugleich die Anordnung wegen der Speisen für den folgenden Tag und was sonst wegen anderer vorkommenden Arbeiten zu erinnern ist, vernehmen. Hat sie zu den folgenden Ausgaben Geld nöthig, so ist es besser, man gebe es ihr sogleich bey Ablegung der Rechnung voraus, als daß man sie es selbst auslegen lasse.

Bey dem Einkaufe muß sie, so viel möglich, sich nach den ihr gegebenen Aufträgen richten, es sey denn, daß es ihrer Willkühr überlassen sey.

Vom Hausmädchen und ihren Beschäftigungen im Hauswesen.

Ein Hausmädchen ist ein zweiter weiblicher Dienstbote, den man in denenjenigen Häusern annimmt, wo die Wirthschaft schon größer ist und eine Köchin genug zu thun hat, um nur alle Arbeiten in der Küche zu bestreiten, und folglich die andern vorfallenden weiblichen Geschäfte zu verrichten nicht vermögend ist. Sie folgt dem Range nach der Köchin, hat nicht so schwere Arbeiten und erhält folglich auch nicht so viel Lohn. Weil sie mehrentheils in den Zimmern und um die Herrschaft ist, auch wohl bey Tische aufwartet, so muß sie schon besser in ihren Kleidungsstücken einhergehen und sich gegen die Herrschaft, deren Kinder, Verwandte und Fremde gehörig zu betragen wissen.

Die Pflichten, die sie in Absicht ihrer selbst und auch gegen ihre Herrschaft zu beobachten hat, sind eben dieselben, die man von einer Köchin fodern kann, deren wir schon gedacht haben und hier nicht wiederhohlen wollen. Ich werde also bloß ihre Geschäfte berühren und die hauptsächlichsten der Reihe nach anführen.

Das

Das erste darunter ist, daß sie alle Zimmer rein hält, scheuert, die Fenster wäscht ꝛc. Wenn die Zimmer nicht gescheuert werden, so muß sie solche ohne vielen Staub zu verursachen, rein ausfegen, ist niemand zugegen, so kann sie die Fenster öffnen, damit der Staub herausziehe, wenn sie mit einem Rauhkopf die Spinnen abnimmt und die Decken mit demselben abstaubet. Nachher werden Tische, Stühle ꝛc. mit einem besondern Lappen abgewischt und wenn es nöthig, gebohnet. Die Gardinen müssen heruntergelassen, ausgestaubt und ausgebürstet, die Oefen abgefegt und abgewischt werden. An den Thüren werden Unreinigkeiten, wenn sie daran gekommen, abgewaschen und die Schlösser, wenn sie von Messing, so wie auch die Wirbel und Knöpfe an den Fenstern, überhaupt alles im Zimmer vorhandene Messing mit einer Bürste abgebürstet und mit ganz fein gestoßener Ziegelasche und einem weichen Leder nachgerieben.

Glas und Porzelän setzt man bis zuletzt an die Seite, wäscht es mit reinem Wasser aus und trocknet es, oder reibt es nur mit einem trocknen Lappen ab, um den Staub davon abzunehmen, und setzt es dann alles an seinem gehörigen Orte wieder hin. Sind die Spiegel nur bestaubet, so kann der Staub mit einem trocknen Lappen abgenommen werden, sitzen aber Unreinigkeiten daran, als Fliegenschmutz, Fett und dergleichen, so reibt man sie mit recht sehr fein geschabter Kreide und Kornbranntwein ab, oder haben sie Flecke, die nicht von dem untergelegten Zinn und Quecksilber herrühren, so kann man sie auch mit feiner Zinnasche, die man in ein leinenes Läppchen

bin-

bindet und dadurch auf den Spiegel, den man flach auf den Tisch gelegt hat, pudert, und einem weichen angefeuchteten Lappen abputzen.

Sind Bilder oder Gemählde in den Stuben, so muß der Staub von denselben ebenfalls entweder mit einem Lappen oder Haarbesen abgenommen werden. Vergoldete Rähme wischt man mit sehr weichen Lappen ab, damit die Vergoldung nicht beschädigt werde, oder besser, man nehme einen alten weichen seidenen Lappen dazu. Die Gemählde selber werden an der linken Seite mit einem Haarbesen abgestäubt und auf der vordern, wenn der Staub vorher abgefegt, mit einem feuchten Schwamme (wenn es Oehlfarbengemählde sind) nachgerieben.

Mit Tapeten, die mit Oehlfarbe gemahlen, verfährt man eben so, wenn sie aber mit Wasserfarben gemahlen, müssen sie nur abgefegt und die gewebten abgebürstet werden.

Ist ein Lappen oder Tuch von Staub bey dem Abwischen voll geworden, so muß man es in freyer Luft öfters ausstauben, ehe man mehr abreibt, sonst bringt man den Staub von einem Stücke auf das andere und die ganze Arbeit ist Sudeley und hilft nichts.

Sind messingene Tische in dem Zimmer, so reinigt man sie, wie bey dem Messing gesagt worden, wenn es aber Tische mit Marmorplatten sind, oder es ist sonst noch etwas von Marmor in dem Zimmer vorhanden, so reibt man sie mit einem feuchten Tuch ab und mit einem trocknen nach.

Die

Die Fenster können in bloßem Wasser, besser, in Fluß- oder Regenwasser abgewaschen werden, worauf man sie im Schatten hinstellt, daß sie ablaufen und trocken werden, ehe man sie wieder einhängt. Viele scheuern sie mit Sand oder wohl gar mit Lauge, beides ist nicht gut, denn durch den Sand macht man leicht Risse und Schrammen in den Scheiben und letztere pflegt die Scheiben undurchsichtig zu machen, und frißt die Farbe von dem Holzwerk ab; am klarsten aber werden sie, wenn man sie mit fein geschabter Kreide, Wasser und weichem Handschuleder abputzet, und zuletzt mit Regenwasser abspühlet. Fenster, die groß sind, festsitzen und nicht immer ausgehoben werden können, müssen ohnehin auf letztere Art mit Kreide ꝛc. geputzt werden. Wenn im Herbst oder Frühjahre die Fenster von der daranschlagenden Feuchtigkeit schwitzen, reibe man sie mit trockenem, reinen, weichen Löschpapier ab, so werden sie ungemein klar, und bedürfen, so lange dieses Fensterschwitzen dauert, keines Scheuerns, überdem trägt selbiges viel zur Dauerhaftigkeit der Rähme mit bey, weil, wenn die Feuchtigkeit auf solche Weise abgetrocknet wird, das Holz nicht so leicht faulen kann.

Ist es nöthig, ein Zimmer zu scheuern, so müssen zuvor alle bewegliche Sachen, als Stühle, Tische und dergleichen heraus oder an die Seite geschafft werden und dann muß man erst zu scheuern anfangen. Dieses wird nun entweder mit den Händen, indem man sich dabey auf die Kniee leget, oder vermittelst eines Schrubbers verrichtet. Sind Fettflecke und dergleichen in dem Fußboden, so thut man wohl, die-

dieselben vor dem Scheuern fortzuschaffen. Dieses geschiehet leicht vermittelst naßgemachten Lehms, der so stark, als ein dicker Teig, mit Wasser angefeuchtet und durchknetet worden. Mit diesem belegt man die Fettflecke und läßt den Lehm wieder trocken werden, so ziehet derselbe alle Fettigkeiten an sich und der Fleck wird wieder rein, oder man sucht die Flecke bey dem Scheuern mit Seife heraus zu bringen, wozu denn die schwarze viel besser ist, als die harte ordinaire Seife.

Wenn mit den Händen auf den Knien liegend gescheuert wird, stellt man einen Eymer mit reinem Wasser neben sich, weicht in dem Wasser einen Scheuerlappen ein und macht eine Stelle naß, so weit man mit der rechten Hand reichen kann, scheuert dann so knieend diesen nassen Fleck mit der Hand rein und trocknet ihn wieder mit einem andern reinen Tuche auf, und so fährt man von einer Stelle zur andern fort, bis die ganze Stube rein ist.

Mit dem Schrubber geht diese Arbeit bequemer, als liegend mit den Händen; man macht dabey ebenfalls eine Stelle nach der andern naß, scheuert sie rein, und trocknet sie mit einem andern Lappen ab. Zuweilen wenn die Stubenboden sehr unrein sind, scheuert man sie auch mit weißem Sand oder wohl gar mit warmen Wasser, und wenn es die Witterung erlaubt, läßt man gerne die Fenster und Thüren so lange offen, bis der ganze Fußboden trocken geworden ist.

Während dessen können die Stühle, Sofas und dergleichen, wenn sie gepolstert, ausgeklopft und abgebürstet werden; sind die Gestelle aber von Eichen oder Nußbaum, oder anderm Holze, was zu bohnen ist, so nimmt man auch diese Arbeit vor und bohnet alles Stück vor Stück, ingleichen anderes solches Holzwerk, als Treppen, Thüren, Fensterbretter, Tische und so weiter.

Das Bohnen des Holzes geschiehet auf verschiedene Weise, wovon ich folgende anführen will, woraus man sich die bequemste aussuchen kann. Zuvor aber, ehe man zu bohnen anfängt, muß man alle vorhandene Flecke, die das Holzwerk bekommen, erst mit Schachtelhalm abreiben, oder wenn es Wasserflecke sind, sticht man Papier an und läßt die Flamme ganz behutsam von ferne daran schlagen und bohnet dann sogleich nach.

Was nun das Bohnen selbst betrifft, so muß von allen zu bohnenden Sachen erst aller Staub recht rein abgewischt und ausgebürstet werden, alsdann überfährt oder reibt man das Holzwerk mit reinem Wachs oder einem dazu bereiteten Wachslappen, den man sich auf folgende Art selbst bereiten kann. Man nimmt ein viereckigt geschnittenes dichtes Stück neue Leinwand, und läßt in einem Tiegel so viel reines Wachs mit ein wenig Baumöhl zerfließen, als man hinreichend zu seyn glaubt, um von der Leinwand, welche man, nachdem beides zergangen und sich vermischt hat, eintaucht, eingesogen zu werden; dieses so mit dem Wachs und dem Oehle durchdrungene Tuch nimmt man dann aus dem Tiegel heraus und läßt es erkalten, so ist es fertig.

Gebraucht man bloßes Wachs bey dem Bohnen und man ist nicht behutsam und streicht zu viel oder zu stark an manchen Stellen auf, so hält es sehr schwer, es wieder auseinander zu bringen, und die Arbeit wird davon striesicht und unansehnlich. Bedient man sich hingegen des gedachten Wachstuches, so kann man es auch leicht mit dem Oehle versehen und entweder zu viel oder zu wenig nehmen. Vom erstern bringt man keinen rechten Glanz zu wege und im letztern Falle hilft es nichts; daher man besser thut, sich folgendes Polir-Wachs zu verfertigen. Man nehme dazu

2 Loth gelbes reines Wachs und ½ Loth Colophonium, beides lasse man über ganz gelindem Kohlenfeuer zergehen, und wenn das geschehen, so mische man, wenn es vom Feuer abgenommen worden, noch

1¼ Loth Terpenthin-Oehl darunter, thue es in eine Krucke und lasse es erkalten, so ist es fertig.

Wenn man nun eins von diesem dreyen Dingen entweder, das bloße Wachs, den Wachslappen oder dieses Polirwachs gewählet hat, so überreibt man das Holzwerk mit dem Wachse oder Wachslappen, oder streicht hie und da etwas weniges ganz dünn darauf, reibt dann mit einem andern reinen Lappen von dickem, festem wollenem Tuche das auf das Holz gestrichene Wachs oder Polirwachs auf das stärkste Strich bey Strich so lange, bis das Holzwerk einen Glanz bekömmt, und dann polirt man noch mit einem reinen leinenen Lappen etwas nach, um den Glanz noch mehr zu erhöhen.

Zu bemerken ist, daß diese Lappen durchaus keine Nath haben müssen, weil man damit allerwärts Schrammen machen und alles verderben würde. Alle Sachen, die man zum Bohnen gebraucht, müssen stets in einer reinen Schachtel aufgehoben werden, besonders aber muß man sich hüten, daß kein Sand daran komme, denn dieser würde bey dem Bohnen solche Schrammen machen, die hernach nicht wieder heraus zu bringen wären.

Wenn die Tischler, Stuhlmacher, Drechsler rc. ihre Arbeit bohnen, so reiben sie dieselbige, nachdem sie mit Wachs überzogen, mit Hölzern, die sie nach Beschaffenheit des zu bohnenden Holzes, auf verschiedene Weise geschnitten, damit sie das Wachs in alle Winkeln hinein- und wieder ausreiben können, alsdann reiben sie das Wachs mit einer stumpfen und hernach mit einer recht scharfen Bürste, noch weiter auseinander, zuletzt geben sie ihm noch vollends durch das Abreiben mit einem starken und dicken wollenen Tuche die gehörige Politur. Ist es eichen Holz, so mischen sie auch wohl unter das Wachs noch ein wenig gestoßene Curcuma Wurzel, wovon das Holz eine hohe gelbe Farbe bekömmt.

Des Morgens und Nachmittags muß das Hausmädchen das Thee- und Kaffeezeug besorgen, und dazu den Tisch rein und zurechte machen, alle dazu gehörigen Stücke in Ordnung darauf setzen, wenn das Frühstück vorbey, alles wieder sogleich reinigen und jedes Ding an seinem Orte hinsetzen, wo es hin gehöret.

Beym

Beym Bettemachen muß sie reinlich in ihren Kleidern seyn, oder doch zum allerwenigsten eine reine Schürze vorhaben, um die Betten nicht zu beschmutzen. Jedes Stück der Betten rühret man, ehe es herausgenommen wird, auf, und klopfet es durch, die Strohsäcke müssen gleichfalls aufgerührt und locker gemacht werden, liegen aber Madratzen in den Betten, so kehret man sie um, weil sie sonst leicht stocken und verderben. Hierauf werden die Betten nach der Ordnung wieder zurück und das Nachtzeug ebenfalls hingelegt. Nachdem nun die in dem Bette schlafende Person mit dem Kopfe gerne hoch oder niedrig liegt, oder nachdem dieselbe ihre Lieblingslage hat, nachdem müssen denn auch die Betten gelegt werden.

Sind die Betten vom Schweiße naß, so darf man sie nicht eher wieder hinein legen, als bis sie wieder getrocknet sind; denn die Betten würden nicht nur dadurch verderben, sondern auch die Gesundheit Schaden leiden.

Weil es des Hausmädchens Schuldigkeit ist, ihre Herrschaft beym Aus- und Anziehen zu helfen, und dabey die Kleider zu zureichen und an die Seite oder ihrem bestimmten Orte zu legen, so folget auch schon hieraus, daß ihr das Ausklopfen und Ausbürsten der Kleider, ingleichen das Waschen, Plätten rc. des Leinenzeuges zukomme.

Beym Ausziehen müssen die Kleider, wenn sie etwa von Regen, Schnee oder andern Zufällen naß geworden, nicht zusammen gelegt, sondern zum Trocknen ausgebreitet oder aufgehängt, zuvor aber, wenn sie sehr naß sind, etwas abgeschüttelt werden, auch kann man sie in diesem Falle, wenn sie sehr durchgeweicht, auf ein reines Plettuch legen und unter einem darüber gelegten Papiere mit einem Bolzen wieder glatt plätten.

Sind die Kleider aber trocken und haben keinen Schaden gelitten, so werden sie bis zum folgenden Morgen ordentlich zusammen und am gehörigen Orte hingelegt, am nächsten Morgen aber nachgesehen, rein gemacht oder ausgebessert, wenn sie etwa beschädigt worden, und dem Schaden selbst abgeholfen werden kann.

Bey dem Weglegen müssen sie so gelegt werden, daß sie keine Falten bekommen, und wenn es doch geschehen, muß man sie durch Ausplätten wieder weg zu bringen suchen, die Flecke aber alle sorgfältig herausmachen.

Hier wäre es nun wohl der rechte Ort, alles dasjenige anzuführen, was bey dem Fleckausmachen nöthig ist, was man wissen muß und welche Handgriffe dabey erforderlich sind, welches alles man schon billig von einer Person, die die Kleider in Verwahrung hat und für deren Erhaltung mit sorgen muß, fordern könnte. Da man aber selten darauf rechnen kann, dergleichen Mädchen, die das alles wissen, zu erhalten, so muß sich eine Hausmutter schon selbst mit solchen Dingen, die das Fleckausmachen betreffen, beschäftigen. Die Anweisung zu dieser Kunst möchte hier zu weitläuftig fallen, daher werde ich lieber aus dieser Materie ein eigenes Kapitel machen

und

und am gehörigen Orte einschalten, wohin ich also verweise.

Die Mannskleider werden erst Morgens aufgehangen, mit einem Röhrchen oder dünnen Stocke ausgeklopft und hernach ausgebürstet. Man kann sie aber auch statt dessen mit einem trocknen Waschschwamme abreiben, welcher den Puder und Staub, so in die Kleider gerathen, noch besser abnimmt, als eine Bürste.

Besonders müssen seidene Kleider nachgesehen werden, ob Puder, Staub oder Flecke darin gerathen; ist das letzte geschehen, so müssen sie durchaus nicht eher weggelegt werden, als bis die Flecke wieder heraus gemacht worden, sonst fressen sie sich ein, und sind hernach äußerst schwer und nicht ohne Nachtheil des Zeuges, heraus zu bringen. Den Puder und Staub, welcher sich zwischen die Falten gesetzt hat, kann man leicht mit lockerer Baumwolle wegnehmen.

Bey allen diesen Arbeiten hat ein Hausmädchen auch die vorfallenden Bestellungen außer dem Hause auf sich, wobey sie sorgfältig alles dasjenige, so ihr aufgetragen wird, besorgen und ausrichten muß, und da auch das Einladen der Gäste, wenn kein Bedienter im Hause ist, ihr oblieget, so muß sie die Einladungen auf gehörige Weise und höfflich verrichten können und sich dabey, wenn gleich nicht kostbar, doch jederzeit reinlich ankleiden.

Das Tischdecken, das Aufwarten dabey, das Gläserausspühlen, Messer und Gabeln putzen und dergleichen mehr, sind alles Arbeiten fürs Hausmädchen.

Die Gläser werden in recht reinem Brunnenwasser ausgewaschen und zum Ablaufen auf eine reine Schüssel verkehrt hingestellt; sollen sie aber recht klar werden, so ist es noch besser, wenn man sie mit einem trockenen leinenen Tuche ausreibt. Sind die Gläser fettig, so müssen sie erstlich mit Lauge und darauf mit Wasser rein gemacht werden, oder man kann auch einen Brey von Löschpapier und Wasser machen und sie damit reinigen, dieses nimmt ebenfalls alle Fettigkeit ab und die Gläser werden sehr klar und helle darnach, wenn man sie mit Wasser nachspület und zuletzt abtrocknet.

Messer und Gabeln zu putzen muß man ein eigenes dazu verfertigtes Putzbrett haben, auf dem man sie mit Sand abputzet, mischt man noch etwas Asche unter den Putzsand, so werden sie sehr schön rein. Die Gewohnheit des Putzens der Messer auf den Treppenstufen, sollte durchaus nirgends geduldet werden. Will man Messer und Gabeln noch glänzender haben, so lasse man sich ein Stück Leder oder Juchten auf einem Brette leimen, und putze sie darauf nach, so werden sie schön, blank und erhalten nicht so viele Risse, als beym Putzen mit bloßem Sande. Messer, Löffel, Gläser und alle dergleichen Dinge muß jedes an seinem gehörigen Orte aufbewahret werden, wohin es von der Herrschaft angewiesen worden.

Silberzeug, was glatt und glänzend ist, z. B. Löffel, kann mit geschabter Kreide und weichem Leder abge-

abgeputzt werden, was aber matt ist, reinigt man mit geschabter Kreide, Branntwein und einer Bürste, ist es aber sehr unsauber, so kann es in Seifenwasser gekocht und hernach mit Kreide und einer Bürste nachgeputzt werden.

Beym Decken des Tisches ist verschiedenes zu beobachten. Zuförderst ehe gedeckt wird, es mag ein Tisch seyn oder eine Tafel, die aus mehrern Tischen zusammen gesetzt worden, so muß man selbige, ehe das Tischtuch darauf gelegt wird, alle rein abwischen, damit das Tischzeug nicht schmutzig davon werde. Reichet wegen Länge der Tafel nicht ein Tischtuch zu, so werden deren zwey genommen und darauf gedeckt, damit sie sich aber in der Mitte nicht von einander begeben, kann man sie mit Nadeln zusammenstecken; auf daß aber dieses nicht so sehr in die Augen falle, so kann eine gebrochene Serviette, da wo sie zusammen liegen, darüber gedeckt werden. Auch können der Symmetrie wegen und besonders, wenn mehr oder drey Schüsseln zugleich auf den Tisch kommen, nach den beiden Enden zu, in gehöriger Entfernung von der Mitte, noch zwey Servietten auf das Tischtuch gelegt werden, so siehet es desto besser aus. Zwischen den Servietten stellet man die Salzfässer und legt auch einige vorräthige Löffel zum erforderlichen Gebrauch dahin, die großen Vorlegelöffel aber wo die Terrinen zu stehen kommen, und zwar vor denjenigen, der die Suppe vorlegt.

Die Servietten legt man grade oder in verschiedene Gestalten gebrochen auf den Tisch und die Semmel oder Brodt darauf, vor jedem Sitze werden die

Weingläser hingestellt, ingleichen die Weinbouteillen auf ihren gehörigen Tellern.

Auf der Stelle des Vorlegers setzt man die Suppenteller, welche so wie alle übrige Teller, noch ehe sie auf den Tisch kommen, zuvor mit einem saubern leinenen Tuch abgewischt seyn müssen. Nach der Suppe wird die Vorkost, nebst den dazu gehörigen Assietten hingesetzt und die Getränke oder Wasser, auf einem Teller herumgegeben. Daß bey allen Herumgeben der Getränke, Speisen und so weiter alle Vorsicht gebraucht werden müsse, damit man keinen begieße, darf wohl nicht erinnert werden und verstehet sich von selbst. Ehe der Kuchen und die dazu gehörigen Nebensachen auf den Tisch gebracht werden, müssen alle warme Speisen gehörig weggenommen seyn. Den Kuchen setzt man in die Mitte und das Obst und alle andere Dinge in gehöriger Ordnung daneben.

Was noch mehr hierbey zu beobachten, sehe man im sechsten Theile auf der hundert und sechs und dreißigsten Seite und ferner nach. So viel Regeln man auch noch anführen könnte, so ist es doch nicht möglich, ihrer aller zu erwähnen, zudem sind manche nur hie und da gebräuchlich, manche werden durch die Moden oder diesen oder jenen Zufall verändert und dann hat ja auch fast jeder in seinem Hause bald diese, bald jene Gewohnheit eingeführet.

Wenn alles dieses nicht Beschäftigungen fürs Hausmädchen genug giebt, so sind des Abends und zur andern Zeit, da sie nichts zu thun haben würde,

das

das Nähen, Stricken, Spinnen rc. Arbeiten, womit sie diese übrigen Stunden ausfüllen kann.

Uebrigens gehöret auch noch das Waschen, sowohl des leinenen Zeuges, als auch verschiedener seidenen und anderer Kleidungsstücke mit zu ihren Beschäftigungen, und weil auch das Plätten mit darunter begriffen ist, so muß sie auch alle dazu gehörige Geschicklichkeiten in erforderlichem Grade besitzen.

Von dem übrigen weiblichen Gesinde im Hauswesen.

Darunter rechne ich ein Nähemädchen, Amme und Kinderfrau oder Kindermädchen. Wenn man übrigens mit dem schon erwähnten weiblichen Gesinde zuweilen nicht alle Arbeiten bestreiten kann, so werden noch wohl eine oder mehrere Personen, z. B. Waschfrauen, Näherinnen und dergleichen dazu angenommen, solche aber sind nicht als zum Hauswesen gehörig anzusehen und werden dieserhalb hier übergangen. Eben so werde ich auch nichts von Kammerjungfern und dergleichen sagen, weil selbige mehr zum Staate als zur Wirthschaft gehalten werden, zumahl da sie wohl schwerlich in andern als großen herrschaftlichen Häusern angetroffen werden.

Von einem Nähemädchen kann man schon viele Geschicklichkeiten in denen ihr zukommenden Arbeiten verlangen, weil sich aber auch die unwissendsten gerne für mehr ausgeben, als sie wirklich können, um sich dadurch anzupreisen, so muß man bey dem Miethen derselben vorsichtig seyn und sie genau prüfen, wie weit ihre Geschicklichkeit reichet, denn sonst kann man leicht hintergangen werden, und muß mit Schaden von deren Unwissenheit sich überführen lassen.

Die Arbeiten eines tüchtigen Nähemädchens sind sehr mannigfaltig und erfordern in der That viele Geschicklichkeit und Fleiß, denn wenn sie in ihrer Kunst recht vollkommen seyn will, so muß sie auch noch etwas vom Zeichnen, Sticken, Schneidern, Stricken, Waschen und viele Dinge mehr verstehen, welches alles nicht wenige Uebung voraussetzet.

Alle diese Arbeiten, die ein solches Nähemädchen wissen sollte, könnte ich hier füglich als am rechten Orte eine nach der andern beschreiben, es würde aber wegen deren Mannigfaltigkeit und Weitläuftigkeit zu vielen Raum einnehmen, daher ich es versparen will und gelegentlich diese Arbeiten in besondern Kapiteln abhandeln, unterdessen aber hier bloß anführen, was für Geschäfte man einer solchen Person mit allem Rechte übergeben könne, und was sie durchaus zu machen im Stande seyn muß.

Das erste und Hauptgeschäfte, das einem Nähemädchen übergeben wird, ist das Ausbessern des alten und das Zuschneiden und Nähen des neuen leinenen Zeuges. Es verstehet sich von selbst, ohne daß es erwähnt werden darf, daß sie ihre Arbeiten gut und nicht fuschermäßig mache, und daß alle Näherey so beschaffen sey, wie man es von einer geschickten Näherin erwarten könne. Einige nothwendige Geräthschafschaften zu ihren Arbeiten, als: Fingerhut, Scheeren und dergl. muß sie sich selber halten, andere aber, als Nähepult, Zwirn, Wachs, Nähekussen, Nähe-rähm und alle solche Dinge schafft die Herrschaft an.

In Absicht ihrer übrigen Arbeiten muß sie

1) eine gute Nath nähen, besäumen, Buchstaben, Zahlen und allerley Zeichnungen in den Zeugen machen können;

2) wissen, wie überhaupt alles Bettzeug, es sey Gardinen, Ueberzüge, Decken, Lacken, Strohsäcke, Madrazen, oder was es wolle, zugeschnitten und genähet werde, auch wie viel zu einem jeden gehöre, von welcher Art Zeuge es auch sey, welches angefertigt werden soll.

3) Ein gleiches gilt von denen Gardinen, sie mögen nach dieser oder jener Mode verfertigt werden.

4) Hat sie alles Tischzeug zuzuschneiden und zu nähen.

5) Besonders geschickt muß sie im Zuschneiden und Nähen der Hemden seyn und auch aufs genauste wissen, was zu jedem gehöret, die Leinewand sey von einer Breite, wie sie wolle, oder es sey ein Frauens- Kinder- oder Mannshemde, ein Ober- oder Unterhemde, so muß ihr doch zu jedem das Ellenmaaß bekannt seyn. Kann sie dieses, so muß sie auch wissen, wie die Priesen zu steppen, Knötchen, Knötchenstich, Plattstich und Kantenstich und was dergleichen mehr erforderlich, zu machen. Eben so muß sie gut ausnähen können, und wissen, wie viel zu Bruststrichen und Manschetten gehöret, und

6) des-

6) deshalb gute Kenntnisse von allen Sorten Leinwand, Batist, Nesseltuch und dergleichen haben und dessen Güte und Fehler zu unterscheiden wissen.

7) Sie muß eine gute Hohlnath, Kettenstich, Häckeln, Ausbogen und dergleichen machen, wissen wie Halstücher mit Falten, Marseille, auch Halstücher mit Spitzen und Kettenstich zu machen, und

8) Schürzen, Schnupftücher, Halstücher, Servietten zuschneiden und nähen;

9) das Sticken in Leinen und Seide verstehen,

10) alle Arten Kinderzeug zuschneiden und verfertigen;

11) ganz vollkommen das Stricken verstehen, es mag bestehen in Strümpfen, Handschuen, Geldbeutel 2c. oder worin es wolle;

12) außerdem auch noch andere nicht nöthige, doch empfehlende Arbeiten verstehen, als Stock- und Uhrbänder, Franzen, Schnürbänder 2c. zu machen.

13) Kanten, seidene und andere Strümpfe 2c. sauber und nett auszubessern.

14) Mit dem Waschen aller Arten von Zeugen Bescheid wissen, auch wie man das Lederwerk, besponnenen Drath, Federn, Pelzwerk 2c. zu behandeln hat, wenn es gewaschen wird, und andere Dinge mehr.

Man sieht hieraus die Mannigfaltigkeit der Arbeiten eines Nähemädchens und von welchem Nutzen sie einer Herrschaft seyn kann, wenn sie alle diese Dinge recht verstehet. Indeß mag eine solche Person immer so geschickt seyn, als sie will, so muß die

Haus-

Hausfrau doch stets die Aufsicht über sie behalten, und nichts ohne ihren Willen oder Zustimmung verfertigen, oder ohne zugegen zu seyn, zuschneiden lassen, damit sie nicht hintergangen werden könne, oder die Zeit durch wenig oder nichts thun verlohren gehe. Dieses aber setzt auch schon zum voraus, daß die Hausmutter selbst in allen diesen erwähnten Arbeiten des Nähemädchens unterrichtet und geübt seyn müsse, denn sonst würde sie eine schlechte Aufseherin abgeben, die sich, wenn ein solches Mädchen untreu wäre, mit offenen Augen würde betrügen lassen müssen.

Es wäre nun noch übrig, etwas von den Ammen, Kinderfrauen oder Kindermädchen zu sagen, eines theils könnten diese, in so fern sie gradezu nichts mit der Hauswirthschaft zu thun haben, hier füglich wegbleiben, andern theils aber nehmen sie doch der Hausmutter einen großen Theil ihrer Geschäfte ab, daß sie also Zeit gewinnt, dem Hauswesen desto besser vorzustehen, und nicht durch die Aufsicht auf die Kinder so oft gehindert werde, und dann würden die Geschäfte solcher Dienstboten, als z. B. das Waschen des Kinderzeugs, das Anziehen der Kinder und dergleichen mehr doch andern Personen zufallen, sie können also aus diesen Ursachen und da sie einen Theil des Hausgesindes ausmachen, nicht so ganz mit Stillschweigen übergangen werden.

Die Pflichten und Geschäfte einer Amme sind, außer dem Stillen der Kinder, mit denen einer Kinderfrau oder eines Kindermädchens völlig einerley. Wegen des Stillens der Kinder aber, da dieses einen großen Einfluß auf die Gesundheit und Erhaltung derselben hat, ist vieles in Betrachtung zu ziehen und Eltern sind es ihren Kindern schlechterdings schuldig, bey der Wahl einer Säugamme die größte Vorsicht zu gebrauchen. Es ist der Natur gemäßer und für das Wohl der Kinder immer heilsamer, wenn die Mutter selbst stillet, allein öfters verhindern es Krankheiten und andere Umstände, daß eine Mutter diese ihre Pflicht nicht über sich nehmen kann, und es vielmehr einer andern überlassen muß, wenn gleich die Erfahrung es oft gelehret hat, daß viel mehr von denen Kindern, die von Fremden gesäugt worden, gestorben, als von denjenigen, die die Mütter selbst gestillet haben.

Trifft sich aber der Fall, daß Eltern, ohnerachtet der Gefahr, der sie ihr Kind aussetzen, oder daß die Mütter gar gestorben, eine Säugamme nehmen müssen, so suche man nicht allein eine gute Wahl in Absicht der Person zu treffen, sondern sorge auch, wenn dieses geschehen, daß die Amme die gehörige Diät im Essen und Trinken beobachte, damit das Kind nicht durch deren Unterlassung leide. Was nun die Wahl der Person anbetrifft, so hat man dabey verschiedenes zu erwägen, wovon folgendes das hauptsächlichste ist.

Zuerst sehe man darauf, daß sie keine wollüstige oder liederliche Person gewesen sey, die schon lange ein unehrbares Leben geführet habe, sondern entweder eine ehrbare Frau oder wenigstens eine Person sey, die zu einer unerlaubten Lebensart keine Neigung gehabt und nur dadurch, daß sie unter Versprechung der Ehe oder durch Verführung und List hintergangen worden, in diese Umstände gerathen.

Zwei=

Zweitens muß sie einen sanften Gemüthscharakter haben, nicht lasterhaft, zänkisch oder sehr einfältig seyn, weil dergleichen Eigenschaften denen Säuglingen öfters durch die Milch mitgetheilt zu werden pflegen.

Drittens kömmt es auch auf das Alter und die Gesundheit einer Säugamme an. Ein Alter zwischen zwanzig und dreißig Jahren ist das allerbeste, denn in demselben ist jeder Mensch in seinen besten Kräften und Vollkommenheit; daher kann man auch alsdenn von einer Amme das beste erwarten. In Absicht der Gesundheit vermeide man alle diejenigen, die irgend mit einer erblichen Krankheit behaftet sind. Als, zum Beyspiel: Gicht, Epilepsie, Podogra, Steinschmerzen ꝛc. oder mit solchen Krankheiten selbst befallen gewesen, vor allen aber erkundige man sich, ob sie sich auch durch ihre Lebensart schon venerischen Krankheiten zugezogen, oder davon angesteckt gewesen oder noch sind, auch gebe man während des Stillens mit größtem Fleiß Achtung, daß sie nicht von neuem Hurerey anfange oder fortsetze. Von allen dergleichen Fällen hat man schon öfters die traurigsten Folgen erlebt; denn die Kinder sind entweder elendiglich gestorben oder haben auch Zeitlebens ihre Gesundheit verloren und sind niemals zu Kräften gekommen.

Kann man keine gute und gesunde Säugamme bekommen, so ist es immer rathsam, daß, ehe man ein Kind dieser Gefahr aussetzet, solches lieber mit Milch und andern ihm gesunden und schicklichen Nahrungsmitteln zu erziehen. Ist ihm diese Art der Erziehung gleich nicht so gedeihlich als vermittelst der Muttermilch, und muß gleich mit den Speisen der

Kinder in solchen Fällen die größte Vorsorge, sowohl in Absicht der Beschaffenheit der Speisen als auch der Zeit und der Menge derselben, wann und wie viel ihm gereicht werden muß, um ihnen durch den Ueberfluß nicht schwere Krankheiten zuzuziehen, und ist endlich solche Art der Erziehung auch mit viel mehrern Beschwerlichkeiten verknüpft, so ist es doch für das Wohl des Kindes viel besser, man unterwerfe sich allen diesen Unannehmlichkeiten, als daß man es einer schlechten und ungesunden Säugamme übergebe.

Speisen und Getränke haben einen großen Einfluß auf die Beschaffenheit der Milch, folglich auch auf die Gesundheit des Kindes, diese Erfahrung ist allgemein bekannt und darf nicht erst bestätigt werden, am mehresten bemerkt man dieses, wenn Stillende, blähende, saure und unverdauliche Speisen genossen, wenn sie nicht genug ausgegohrnes oder saures Bier getrunken, daß darnach die Milch den Kindern eben so gut, als ob sie solche Speisen selbst genossen hätte, heftige Blähungen, Durchfälle und Koliken verursachen; daher lasse man die Amme alle dergleichen Speisen und Getränke vermeiden, und hüte sie, besonders in den ersten Wochen des Stillens davor und vom Anfang bis zu Ende des Stillens, vor Erkältungen, Schreck, Zorn, Zank, Traurigkeit, allen Arten hitziger Getränke, besonders dem Branntwein, der Enthaltung von Mannspersonen und großen Erhitzungen, alles dieses ist den saugenden Kindern höchst nachtheilig und schadet ihnen viel mehr, als ihrer Amme.

Eben so leidet auch ein Kind außerordentlich, wenn die Person, welche es stillet, wieder schwanger ist; tritt

dieser

dieser Fall ein, oder wird die Stillende mit einer schweren Krankheit befallen, so ist kein anderer Rath, als entweder das Kind zu entwöhnen oder es einer andern Person zum Stillen zu übergeben.

Dieses wären die vornehmsten Stücke, worauf man überhaupt bey dem Miethen einer Amme zu sehen und wie man dergleichen Person bey ihrem Stillen zu halten habe; das einzige will ich nur noch zusetzen, daß Eltern, die ihre Kinder lieb haben, die Amme nebst den Kindern nie aus den Augen lassen, damit letztere weder durch Nachlässigkeit noch durch Tücke und Bosheit solcher Leute nicht zu Schaden kommen, welche Fälle sich schon so oft zugetragen und noch täglich sich ereignen, wodurch so manches Kind Zeitlebens um seine Gesundheit gebracht wird, und wovon selbst öfters die Eltern und Verwandte die Ursach nie erfahren.

Es ist nun noch übrig, der andern Pflichten und Geschäfte einer Säugamme zu erwähnen. Außer dem Stillen der Kinder hat sie mit denen Kinderwärterinnen, es seyen Kinderfrauen oder Kindermädchen, einerley Beschäftigungen zu besorgen, nur muß das Kindermädchen nicht selbst noch ein Kind seyn, weil selten deren Kräfte hinreichend sind, alles das zu thun, was ihm gebühret.

Man kann sicher als wahr annehmen, daß die Eindrücke, welche die Kinder in ihren ersten Jahren von denenjenigen, unter deren Aufsicht sie gegeben, erhalten, sich so leicht und so fest in ihre Seelen setzen und wirken, daß sie hernach nicht wieder daraus vertilget werden können, und den Grund zu manches

Menschen nachherigem Unglück legen, daher muß dieser Umstand rechtschaffene Eltern veranlassen, bey der Ammen sowohl als auch der Kinderwärterinnen, in dieser Rücksicht die allergrößte Behutsamkeit zu gebrauchen, zumal wenn sie solchen ihre Kinder mehr als seyn sollte, überlassen und anvertrauen müssen. Fast alle Kinderwärterinnen sind aus einem niedrigen Stande, und selbst ohne gehörige Erziehung groß geworden, ja viele Leute glauben noch wohl gar, daß dumme und einfältige Menschen, die zu andern Arbeiten nicht tüchtig sind, hierzu am besten gebraucht werden können. Andere Eltern sehen wieder nicht darauf, was solche Leute ihren Kindern für albernes Zeug von Gespenstern, Hexen, Teufeln, Zauberern und allen dergleichen Aberglauben vorreden und beybringen, oder sie bekümmern sich nicht darum, wie die Gesinnungen und das Betragen ihrer Kinderwärterinnen beschaffen, ob sie gut oder schlecht mit den Kindern umgehen, ja sie sind wohl gar froh, wenn sie ihnen mit den Kindern nur aus den Augen gehen. Solche Eltern bedenken nicht, welchen Nachtheil und wie viel Kummer sie sich öfters in der Folge dadurch selbst zuziehen.

Viele wollen gerne hernach die üblen Eindrücke, die ihren Kindern durch eine schlechte Erziehung, schon zur andern Natur geworden, wieder unterdrücken oder fortschaffen, und dazu sollen denn hernach die Lehrer und Schulen alles anwenden, um das Uebel auszurotten; allein die Sache gelingt selten, und ist schon zu tief eingewurzelt. Kömmt nun noch eine Narrenliebe der Eltern, die für ihre Kinder gänzlich eingenommen sind, und ihnen allen Willen lassen, dazu, so ist das Uebel vollends unheilbar.

Ein anderer denen Kindern in der Folge nachtheilige Umstand ist auch der, manche Kinderwärterinnen, wenn sie sich allein befinden, schlagen, stoßen oder behandeln die Kinder bey der geringsten Veranlassung, oder wenn sie im geringsten verdrießlich sind, sehr übel, dadurch werden die Kinder zaghaft und öfters dumm, oder sie lassen ihnen, um sie zu beruhigen und es sich selbst bequem zu machen, allen Willen, wodurch sie höchst eigensinnig werden, beides ist schädlich und muß äußerst vermieden werden.

Vernünftige Leser werden nun wohl nach allen diesen, die natürliche Frage aufwerfen, wie ist dem Uebel abzuhelfen? Die Frage ist wirklich sehr schwer zu beantworten, und man kann hierauf wohl nichts weiter sagen, als man vertraue denen Wärterinnen seine Kinder so wenig als möglich, und kann man ohne solche Leute nicht fertig werden, so halte man sie stets unter der allergenausten Aufsicht und lasse sie so wenig als mit den Kindern aus den Augen.

Die Errichtung von Schulen für Kinderwärterinnen würde gewiß für die Menschheit ein wahres Verdienst seyn, und von nicht wenigerer Wichtigkeit, als die hier und da angelegten Hebammenschulen befunden werden. Wie viel Wohl würde dadurch auf das Menschengeschlecht ausgebreitet werden, wenn man in einem solchen Institute Menschen bildete, die denen Kindern bey der ersten Entwickelung ihrer Verstandskräfte auch die ersten und am längsten daurenden Grundsätze beybrächten.

So lange wir aber uns noch in der Lage befinden, worin wir in diesem Stücke sind, und nichts darin abändern können, um so mehr müssen sich Eltern bemühen, das Böse so viel wie möglich abzuwenden und sich keine Sorgfalt und Mühe bey der Erziehung ihrer Kinder verdrießen lassen.

Kann man nicht ohne Amme oder Kinderwärterin seine Kinder erziehen, so sehe man dahin, daß eine solche Person, die man dazu annimmt, so viel möglich von guter Erziehung und sittlicher Aufführung, fromm, gottesfürchtig und nicht abergläubisch sey, keinesweges zänkisch, rachgierig, mürrisch und unzufrieden oder lüderlich.

Ihr Dienst erfodert es, daß sie hauptsächlich folgende gute Eigenschaften besitzen muß:

1) Muß sie stets fröhlich und vergnügt seyn, und so mit den Kindern umgehen, damit sie sie lieb gewinnen und sich bey allen Gelegenheiten mit Güte von ihr leiten lassen und ihr folgen.

2) Sobald die Kinder sprechen lernen, muß sie ihnen alles deutlich vorreden; es wird ihnen das Nachsprechen dadurch außerordentlich leicht gemacht, denn das undeutliche Sprechen rühret nicht von den Kindern, sondern die mehreste Zeit von ihren Aufsehern her.

3) So bald sie die geringsten Begriffe von Dingen erlangen, muß ihnen stets dabey erklärt werden, daß alles von Gott unserm Schöpfer und Erhalter herrühre und erhalten werde.

4) Nie muß man die Kinder was Böses sehen lassen, oder sie zum Lügen anleiten oder was dergleichen Untugenden mehr sind, sie nehmen sich dergleichen leicht an und behalten sie Zeitlebens an sich.

5) Nie

5) Nie muß denen Kindern Anleitung zur Rache gegeben werden, zum Beyspiel, wenn sie jemand geschlagen oder sie sich woran gestoßen, und dergleichen, daß man ihnen befiehlet, den Menschen, den Hund, das Spinde oder den Tisch, und was dergleichen mehr ist, wieder zu schlagen, sie werden dadurch leicht boshaft und unversöhnlich, dagegen lehre man sie bey Zeiten, alle empfangene Beleidigungen vergessen, und durch Mittheilung von ihren Speisen und andern Dingen, mitleidig mit andern zu werden.

6) Die Kinder müssen nicht durch Schreck und schädliche Erzählungen und unschickliche Vorstellungen abergläubisch oder furchtsam gemacht, noch weniger bey Donnerwettern und andern Lufterscheinungen in Furcht gesetzt werden. Vielmehr erkläre man ihnen so viel als möglich die Ursachen, und mache ihnen einen Begriff von Gottes Allmacht.

7) Wenn eine treue Kinderwärterin gleich am Tage alle Sorgfalt für ein Kind anwendet, so muß sie doch selbige des Nachts nicht unterlassen, und wenn ein Kind schreiet oder es fehlet ihm etwas, einen leisen Schlaf haben, stets zu helfen, munter und bereit sein und sich solches nie verdrießen lassen. Manche, um desto eher bereit und munter zu sein, nehmen die Kinder mit ins Bette, das muß aber nie gestattet werden, denn es sind schon so viele Beyspiele vorhanden, daß Kinder auf solche Art, wohl selbst von Müttern sind erdrückt geworden.

8) So wohl am Tage als des Nacht, in Gegenwart der Eltern als auch in Abwesenheit derselben, muß

sie die größte Sorgfalt, in Abwendung alles Schadens des Kindes, beobachten, auch bey Reichung der Speisen und Trank und allen Gelegenheiten alle mögliche Vorsicht zur Erhaltung der Gesundheit des Kindes anwenden.

9) Unreinlichkeit verursacht denen Kindern öfters traurige Krankheiten, als Ausschläge, Ungeziefer und dergleichen, oder sie legt den Grund zu andern sehr schwer zu heilenden Krankheiten, daher die Kinder so viel es nur immer möglich zu machen ist, so wohl an ihren Körper als auch in ihren Kleidungen, reinlich gehalten werden müssen.

10) Eine reine Luft trägt ebenfalls viel zur Erhaltung der Gesundheit der Kinder mit bey, in denen Kinderstuben wird selbige aber durch viele Dinge eher als in andern Zimmern verdorben, daher eine Kinderwärterin durch Oeffnen der Fenster und Thüren, so oft die Umstände es erlauben, selbige zu erneuren und zu erfrischen nie unterlassen muß.

11) Das Anziehen und Auskleiden der Kinder ist, nach dem Alter derselben sehr verschieden, ganz junge Kinder von einigen Tagen und Wochen oder Monaten muß man ganz anders behandeln, als andere die schon ein größes Alter erreicht haben. Dieses findet so wohl in Absicht des Körpers des Kindes als auch in Absicht der Anlegung der Kleider, die jederzeit trocken und rein gewaschen sein müssen, statt. Ganz kleine Kinder werden gewickelt und müssen mit aller Behutsamkeit dabey behandelt werden; ältere aber erhalten mit zunehmenden Alter auch andere Kleider. Alles was hier-

hierbey zu beobachten, muß eine gute Kinderwärterin aufs vollkommenste verstehen.

12) Muß sie auch wohl unterrichtet seyn, wie das Kind in Absicht des Waschens, wenn es wund geworden, behandelt werden muß, und wie der Mund, Ohren rc. zu reinigen, wo es nöthig, mit einem oder dem andern Streupulver zu bestreuen, und wie jedes Kleidungsstück gehörig anzulegen sey.

13) Bey Krankheiten der Kinder muß sie in ihrer Wartung und Pflege unermüdet seyn, auch nicht weniger Sorgfalt, als ob sie die Mutter selber wäre, anwenden; in manchen kleinen Zufällen, die nicht viel zu bedeuten haben, sich zu helfen wissen. Wenn aber denen Kindern etwas erhebliches zustößt, muß sie es den Eltern sogleich bekannt machen, damit in Zeiten medizinische Hülfe gesucht werden könne, und wenn denn ein Arzt etwas verordnet, alles mit der größten Pünktlichkeit befolgen.

14) Das Wiegen der Kinder ist keine gute Sache, ist es ihnen noch nicht angewöhnet, so fange man es nicht an, ist es aber schon geschehen, so suche man es ihnen nach und nach wieder abzugewöhnen.

15) Kinder schlafen oft, aber nie müssen sie unreinlich oder naß in die Betten gelegt, oder zu ängstlich zugedeckt werden, oder in einer unnatürlichen Lage schlafen.

16) Am Schlafe muß man die Kinder nie hindern, denn er dienet ihnen zur Gesundheit.

17) Alle Kleider und Leinenzeug der Kinder muß, wenn es nicht der Wäsche bedarf, in der Luft zum trocknen aufgehängt werden, und diejenigen Stücke die man nicht gebraucht, am gehörigen Orte in Ordnung weggelegt werden, wo man sie bey der Hand haben kann, so bald man ihrer benöthigt ist.

18) Zu welcher Zeit, und wie viel den Kindern an Speise und Trank zu reichen sey, was es für Speisen seyn und wie sie zubereitet werden müssen, daß sie heilsam und der Gesundheit nicht schädlich werden, das alles ist die Sache der Kinderwärterin, die hierin eine vollkommene Erfahrung besitzen muß.

19) Nie ist eine gute und erfahrne Kinderfrau so nöthig, als wenn ein Kind ohne die Brust erzogen werden soll, hier ist besonders alles das nothwendig, was ich im vorigen 18ten Paragraph gesagt habe. Füglich könnte hier das ganze Verfahren bey solchen Kindern angeführet und denselben auch wohl ein eigenes Kochbuch beygefügt werden, der eingeschränkte Raum aber verbietet es, indessen muß eine Kinderwärterin diese wenige Speisen gut und recht zuzubereiten und in gehörigem Maaße zu reichen, verstehen.

20) Das Einheitzen und Reinmachen der Kinderstube kömmt einzig und allein der Kinderwärterin zu, denn was das Heitzen betrifft, so muß die Stube so viel möglich stets von gleicher Wärme und weder zu heiß noch zu kalt seyn und das kann kein anderer so genau treffen als wer sich selbst stets

in den Zimmern aufhält. Das Reinmachen kann nicht zu allen Zeiten geschehen, und wird verrichtet, wenn die Kinder schlafen oder sonst Zeit dazu übrig ist.

21) Junge Kinder schlafen die mehreste Zeit, und da die Wärterin alsdann nichts außer dem Heitzen und Reinmachen des Zimmers zu thun hat, so muß sie diese Muße theils zum Waschen des unrein gewordenen Kinderzeuges, theils zum Ausbessern desselben, zum Nähen, Stricken und andern Arbeiten anwenden. Werden die Kinder älter und können noch nicht gehen, aber doch bereits sitzen, so findet sich schon auch manche Stunde, die zu solchen Geschäften benutzt werden kann.

22) Hauptsächlich muß eine Kinderwärterin die Kinder vor allen Dingen, womit sie sich Schaden zufügen können, und vor allen Gelegenheiten, wo sie in Lebensgefahr rc. gerathen können, hüten und besonders vor Wasser, Feuer und dergleichen in Acht nehmen.

23) Beym tragen der Kinder muß man selbige nicht immer auf ein und ebendenselben Arm nehmen, sondern abwechselnd, bald auf diesem, bald auf dem andern tragen, sie auch nicht so fest in die Mäntel einschlagen, durch beydes wird das Krumwachsen der Füße vermieden, welches mehrentheils durch die Schuld der Wärterinnen herrühret.

24) Schlafen ist den Kindern gesund und von Natur sind sie dazu geneigt, allein wenn sie schon ein halb Jahr und mehr alt sind, wollen sie sich zu-

weilen

weilen nicht dazu bequemen, in solchen Fällen müssen sie nicht mit Gewalt gezwungen, sondern durch andere Mittel dazu gebracht werden. Als durch tragen in der Luft, welches sie leicht müde macht, durch freundliches Zureden, durch Singen guter Wiegenlieder ꝛc.

25) Nachdem die Kinder von der Brust entwöhnet worden, muß man sorgfältig Acht haben, daß sie nicht verfüttert werden, dünne und leichte Speisen sind für sie die allerbesten, und diese gebe man ihnen lieber öfter und wenig, als mit einem mahle zu viel.

26) Da die kleinen Kinder öfters des Nachts unruhig werden und die Brust verlangen, sie aber dadurch zum Trinken des Nachts gewöhnet werden, so suche man ihnen dasselbe, damit sie sich nicht selbst und andere in der Ruhe stöhren, nach und nach davon abzugewöhnen.

27) Ehe die Kinder nicht fest auf den Füßen stehen können, führe man sie nicht zum Gehen an, und wenn letzteres geschiehet, muß man sie an Leitbändern führen lassen, ohne dieselben wird es denen Wärterinnen unnöthiger Weise zu sauer. Werden sie an denen Armen geleitet, so muß es nie an einem allein geschehen, dadurch kann ihnen derselbe leicht verdrehet oder verrenkt werden, allezeit muß man sie, wenn sie so geführet werden, unter beyde Arme zugleich greifen.

28) Zum Kinderzeuge gehören sehr vielerley Stücke, die eine Kinderwärterin alle selbst zu verfertigen ver=

verstehen sollte. Die gemeinsten und nöthigsten darunter sind:

die Wiegenbetten,
Wiegenüberzüge und
Wiegenlacken,
Leinene Windeln,
Stepfläppchen,
Schnupftücher,
Wickelbänder allerley Art,
Tücher,
Nachtmützen,
Nachttücher,
Hemden,
Jacken,
Nabelbinden und Läppchen,
Nachtröcke,
Schuhe,
Strümpfe,
Handschuh,
Armbänder,
Leitebänder und manche andere mehr.

Ueber alles dieses Kinderzeug muß ein Inventarium angefertigt werden, und von solchem giebt man der Kinderwärterin, bey Antritt ihres Dienstes und bey Ueberlieferung alles dieses Kinderzeuges in ihre Verwahrung eins, ein andres aber behält man für sich. Gehet von denen im Inventario benannten Stücken etwas ab, oder kömmt was dazu, so muß jedes Stück sogleich darin zugesetzt oder ausgestrichen werden.

Zuletzt bemerke ich nur noch, daß eine Kinderwärterin das Waschen, Rollen, Plätten und alle dergleichen

gleichen Arbeiten, die bey ihrem Dienste vorkommen, und damit verbunden sind, vollkommen verstehen und ausrichten müsse, und weder hierbey noch bey der Aufsicht über die Kinder je verdrießlich sey oder Unzufriedenheit merken lasse.

Dieses scheinen mir die wichtigsten Bemerkungen in Absicht der Kinderwärterinnen zu seyn, der übrigen unerheblichern sind zu viel, als daß sie hier alle erwähnet werden könnten.

Vom Fleckausmachen in allerley Arten, von Zeug und Kleidern.

Es können durch allerley Dinge Flecke in die Kleider gerathen; so mancherley nun die fleckende Sachen und von so vielerley Zeuge und Farben die Kleider verfertigt sind, so verschiedene Mittel müssen auch angewandt werden, die Flecke wieder heraus zu bringen; denn wenn darauf nicht Rücksicht gewonnen wird, aus was für Stoff die Kleider bestehen, was für Farbe sie haben, und womit der Fleck gemacht worden, oder wenn man ein unrechtes Mittel wählt, so wird der Schade gewiß nicht gebessert, sondern noch verschlimmert werden. Weil nun nicht ein jeder hierin hinlängliche Kenntnisse besitzt, das rechte Mittel zur Ausmachung eines jeden Flecks zu wählen, so will ich hier einige der nöthigsten hersetzen, und am Ende dieses Kapitels noch die allgemeinen Grundsätze, worauf bey dem Fleckausmachen zu sehen, und wornach man sich zu richten hat, anführen. Die Flecke, welche man auf der Straße von dem Kothe bekommen, läßt man trocken werden, reibt sie ab und bürstet sie aus.

Die gewöhnlichsten Dinge, wovon man Flecke in den Kleidern erhält, sind Wachs, Fettigkeiten, rother Wein, Früchte, Kaffee rc. Nach Verschiedenheit dieser Dinge müssen denn nun auch die Gegenmittel beschaffen seyn.

Hat man Wachsflecke in die Kleider erhalten, so kann man das Wachs erkalten lassen, und hernach das oben aufsitzende, besonders wenn der Wachs spröde ist, mit einem Messer abnehmen, oder bey einer empfindlichen Farbe des Kleides mit starkem Weingeist abreiben. Wenn sich aber vom Wachse viel in die Kleider eingezogen hat, und es will sich auf diese Weise nicht herausbringen lassen, dann legt man das Kleid auf ein reines Plättuch, darüber einige Blätter Löschpapier, und plättet es mit einem warmen Bolzen einigemal, so werden sich die Flecke verlieren und das Wachs in das Papier einziehen.

Bey Sammet, der mit Wachs befleckt worden, darf man das Plätten nicht versuchen, weil man ihn dadurch verderben würde, sondern man bedeckt den Fleck mit weichem reinen Druckpapier, legt einige glühende Kohlen in einen Löffel und hält ihn darüber bis das Wachs schmelzt und sich in das Papier einziehet, so bald dieses geschehen, legt man den Löffel mit den Kohlen nebst dem Papiere weg, und bürstet den Sammet nach dem Strich auf.

Grüne seidne Zeuge und Tücher erhalten öfters blaue Flecke, die von verschiedenen darauf gesprützten

oder

oder gegossenen Flüssigkeiten entstehen; dergleichen kann man, mit dem in allen Apotheken zu hebenden flüchtigen Salmiak-Spiritus, wenn man ihn noch mit zweymal so viel Wasser verdünnet hat, wegbringen, die Stelle, wo der Fleck gewesen, muß aber sogleich mit reinem Wasser nachgewaschen werden, sobald die grüne Farbe wieder hergestellt ist; denn wenn man lange damit zögert, oder den Spiritus ohne ihn mit Wasser zu mischen, dazu genommen hat, so wird der Fleck, der vorher blau war, gelb und die ganze Arbeit vergeblich.

Eben diese Flecke kann man auch mit folgendem Wasser ausmachen. Man löse nehmlich in ein halb Quart klaren Regen- oder Flußwasser ein Quentchen reines Weinsteinsalz auf, benetzt damit den Fleck, und sobald er vergangen ist, wasche man ihm mit reinem Wasser aus. Man wähle von beyden Mitteln, welches man wolle, so muß man dabey sehr behutsam verfahren, und weiter nichts, als nur den Fleck allein, mit dem Spiritus oder Wasser so lange mit einem darin eingetauchten Finger, oder wenn sie ganz klein, mit einem feinen Haarpinsel betupfen, bis er verschwunden.

Fettflecke würden sich leicht aus den Kleidern mit Seife herausbringen lassen, wenn die Farben derselben nur von Dauer wären, daß sie selbiges vertragen könnten und nicht ausgingen; denn wenn diese nicht ächt sind, so nimmt sie die Seife sammt den Fleck fort. Wenn man also nicht von der vollkommnen Dauerhaftigkeit der Farben überzeugt ist, so darf man mit der Seife nicht kommen, sondern muß andere Dinge nehmen,

nehmen, die der Farbe so leicht nicht schaden, sich mit dem Fette verbinden und solches dem Zeuge entziehen.

Indessen muß man bey Seidenzeugen doch immer am behutsamsten verfahren, weil deren Farben unter allen am leichtesten ausgehen.

Sind daher Fettflecke in seidene Kleider gekommen, so suche man sie erst dadurch, daß man die Flecke sanfte, mit heißer Semmelkrume reibt, heraus zu schaffen, welches die mehreste Zeit gelingen wird, allein bey Atlaß läßt es sich nicht anwenden, da ist es besser, man nehme warm gemachte Baumwolle oder ein warmes reines Tuch und reibe damit den Fleck nach dem Strich, wobey aber öfters eine neue reine Stelle genommen werden muß, damit man das ausgezogene Fett nicht wieder einreibt.

Die übrigen trocknen Mittel, deren man sich bedienet die Fettflecke fort zu schaffen, sind, spanische Kreide, feine Thonerden, Kreide und dergleichen. Der Nutzen des Löschpapiers hierbey ist vorhin schon angeführet worden.

Diese benannte Erden schabt man ganz fein, und streuet das zarte Pulver auf den Fleck, der von Fett oder Oehlen herrühret, erwärmt sie mit einem darüber gehaltenen und mit glühenden Kohlen angefüllten Löffel, oder legt Papier darauf und überplättet es mit einem nicht allzuheißen Bolzen, der aber nur eben so heiß seyn muß, daß das Fett schmelze und sich in das Pulver einziehen könne.

Wenn es kalt geworden, reibt man das Pulver ab, und ist der Fleck noch nicht verschwunden, wird das nehmliche ein und mehreremale wiederholt, bis nichts mehr zu sehen ist.

Wem das zu weitläuftig seyn sollte, der kann auch statt dessen, Thon mit Wasser zu einem Teige machen, so feucht auf den Fleck legen, damit trocken werden lassen, und dann wieder abreiben, nachdem dieses einigemal wiederholet worden, pflegen die Fettflecke auch leicht auszugehen.

In Damis und andern wollenen Zeugen pfleget dieses das beste Mittel zu seyn. Bey seidenen Zeugen kann man sich auch des Küchensalzes auf folgende Weise bedienen, wodurch man öfters die Fettflecke gut herausbringt. Man röstet zu dem Ende das Küchensalz auf Kohlfeuer in einem reinen Tiegel oder reinen nicht fettigen eisernen Kelle, streuet es heiß auf den Fleck, deckt rein Löschpapier darauf und fährt mit einem warmen Biegeleisen oder Plätteisen behutsam darüber her, so wird durch die Wärme sich alles Fett aus dem Zeuge heraus in das warme Salz und Löschpapier einziehen.

Außer denen trocknen Mitteln hat man aber auch noch andere feuchte, mit denen man eben das bewirken kann, wobey aber eben sowohl, als bey den vorhergehenden, alle Behutsamkeit gebraucht werden muß, um nicht einen noch schlimmern Fleck in die Zeuge zu bringen, als der war, den man fortschaffen wollte.

Eins der besten flüßigen Mittel ist das Eygelb, womit der Fleck bestrichen werden muß, alsdann deckt man eine Serviette darüber, nimmt Wasser in die Hand, welches so warm seyn muß, als man es leiden

kann,

kann, und läßt solches in die Leinewand und das ganze Zeug stark einziehen. Hierauf wird es einigemal gut durchgerieben, und solches zwey= bis dreymal wiederholet, wobey jedesmal von neuem frisches warmes Wasser genommen werden muß. Da nun das Eygelb sich sowohl mit Fettigkeiten als auch mit Wasser vereinigt, und vermittelst dessen man diese beyde mit einander verbinden kann, so geschiehet es hier aus der Ursach, daß der Fettfleck solchergestalt durch das Eygelb weggenommen, und dieses in das darauf gelegte Tuch gezogen wird. Der Ort, wo der Fleck gesessen, wird hernach mit Wasser ausgewaschen und an einem schattigen Orte getrocknet.

Sind die Flecke von Kaffee oder Milch, so kann man sie mit reinem Brunnenwasser auf folgende Art waschen. Man breite ein reines Plättuch gerade auf den Tisch aus, lege darauf das Stück Zeug, worin der Fleck gekommen, und stecke es hie und da mit Nadeln fest an, dann wird ein reines leinenes Läppchen in klares frisches Wasser getaucht, und vermittelst dessen der Fleck so lange gewaschen und so oft frisches Wasser genommen bis der Fleck gänzlich verschwunden. Hierauf nimmt man ein Stückchen von ebendemselben Taffte, wovon das Kleid ist, und reibt die nasse Stelle damit so lange bis es trocken geworden.

Salzwasser thut bey Kaffeeflecken auch gute Dienste und nimmt sie weg, es darf nur etwas Salz in reinem Wasser aufgelöst, die unreine Stelle damit gewaschen und hernach mit reinem Wasser wieder nachgewaschen werden.

Wegen der Buttertheilchen, die in der Milch befindlich sind, ist es schon mühsamer, die Flecke davon aus den Zeugen zu bringen, indem sie schon aus der Ursach etwas fettiger Natur sind. Man giebt aber folgendes Mittel als zuverlässig dafür an. Es wird ein reines Kartenblatt von einander gespalten oder vielmehr gerissen, jeder Theil bekömmt hierdurch eine rauhe Seite, mit dieser muß der Milchfleck so lange gerieben werden bis er ausgehet.

Regenflecke lassen sich wohl durch folgendes Mittel aus den neuen Kleidern herausbringen, allein in Absicht der Farbe darf man es nicht bey allen und jeden geradezu gebrauchen, sondern man muß erstlich an einigen Läppchen versuchen, ob die Farbe nicht dadurch leiden wird. Das Mittel selbst bestehet darin:

Man werfe in ein halbes Quart klares Regenwasser ungefähr zwanzig Gran reines Weinsteinsalz und schüttle es um, damit es sich auflöse, wäre es etwa trübe geworden, so kann man es so lange, bis es klar ist, stehen lassen; dann tauche man einen reinen kleinen Pinsel in das Wasser und betüpfele die Flecke damit, hierauf überstreiche man öfters das Tuch nach dem Strich, mit einem reinen Lappen, und überfahre es endlich mit einem warmen Biegel- oder Plätteisen.

Wie Tinten- und Eisenflecke aus der Wäsche gebracht werden, ist schon im vierten Theile auf der hundert und zwölften und dreyzehnten Seite angeführt worden, wenn sie aber in wollene und seidene Zeuge gerathen, alsdann muß man schon anders verfahren. Ist es wollen Zeug, so kann man unter das Gelbe eines Eyes etliche Tropfen sauern Vitriolspiritus mi-

schen,

schen, den Fleck damit bestreichen und waschen, hernach reibt man das nasse Tuch mit einem reinen leinenen Lappen nach dem Strich, bis es fast trocken worden, und läßt es hiernächst von selbst völlig trocken werden.

Aus seidenen Zeugen bringt man die Tintenflecke auch wohl mit Essig heraus, nur muß die Farbe nicht darunter leiden, welches jedoch die mehreste Zeit der Fall seyn möchte, weswegen man erstlich mit kleinen Proben, von eben dem Zeuge Versuche machen muß; findet man hierbey, daß die Farbe angegriffen und beschädigt wird, so darf man den Essig nicht nehmen; ist sie aber dauerhaft und hält aus, so mache man den Fleck mit dem Essig feuchte, streue etwas warme Asche darauf, reibe ihn, und wasche ihn zuletzt mit schwachem Seifenwasser nach.

Wenn man aber nach angestellter Probe mit dem Essig den Fleck nicht ausmachen darf, alsdann kann man ihn auch öfters mit Ochsengalle, die mit warmen Wasser vermischt worden, wegbringen, indem man ihn damit wäscht; dieses Mittel schadet so leicht keiner Farbe, als die mehresten andern zu thun pflegen.

Das Fett, Oehl, Oehlfarben, Firniß und dergleichen verursachen in den Kleidern garstige Flecke, wenn sie darin gerathen, allein das Terpertinöhl ist hierbey das beste Mittel sie wegzubringen. Man darf nur ein reines Löschpapier, oder noch besser, einen reinen leinenen Lappen damit anfeuchten und den Fleck so lange bestreichen bis er verschwunden. Das Zeug wird dann in die Luft gelegt, so verfliegt das Terpentinöhl, welches eingesogen, von selbst.

Auf dieselbe Art lassen sich auch Flecke, die man durch Schuhwachs in den Kleidern erhalten, wegbringen.

Theerflecke oder vom Wagenschmier, sind gewiß die allerschlimmsten unter allen, und kosten die mehreste Mühe sie fortzuschaffen, indessen je früher man dazu thut, desto eher gehen sie noch aus.

Das allgemeinste Mittel dessen sich die mehresten bedienen, ist wohl, daß der Fleck sogleich mit Terpentinöhl, Baumöhl oder Butter bestrichen, und hernach mit einem flanellnen Tuch zwischen den Fingern abgerieben wird.

Seifenwasser, wenn man in einem viertel Quart davon, zwey Eyerdotter aufgelöst hat, beydes wohl durcheinander gequirlet, und dann damit vermittelst einer Bürste den Fleck gebürstet, soll ihn auch wegnehmen. Man wäscht die befleckt gewesene Stelle hernach wieder mit kaltem Wasser aus und trocknet sie mit einer reinen Serviette, durch schickliches Reiben wieder ab.

Flecke die von Obst, rothen und andern Säften von Gewächsen entstanden, ingleichen von Urin, Stockflecken und so weiter, kann man mit denen im vierten Theile dieses Werks, von der hundert und zwölften Seite an und ferner, angezeigten Mitteln fortschaffen.

Fleckkugeln, Fleckwasser, Fleckspiritus und dergleichen Dinge werden genug gemacht, angepriesen und verkauft, allein auf dergleichen Dinge darf man sich nicht verlassen; erstlich ist es unmöglich, daß sie wider alle Arten von Flecken, die so sehr wegen der Materien, wovon sie entstanden, und wegen Verschiedenheit des

Zeugs,

Zeugs, worin sie befindlich, unterschieden sind, gut seyn können, und zweitens sind sie entweder von obbesagter Thonerde, Kreide, Seife u. s. w. zusammengesetzt, daß sie sich ein jeder selbst leicht verfertigen kann, oder sie bestehen aus Wasser, worin Salze oder Seife aufgelöst, oder auch wohl gar in dem bloßen allgemein bekannten Seifenspiritus, den sich ein jeder so oft er will und bedarf, selbst machen, oder in den Apotheken bekommen kann.

Für Fleckwässer, die aus aufgelösten Salzen bestehen, muß man sich besonders in Acht nehmen. Denn nichts greift die Farben so leicht an, als die Salze, man kann sich also leicht mehr an den Kleidern verderben, als Nutzen schaffen, wenn man sie gebraucht, und hat sich vornehmlich ein Unerfahrner, der sich nicht zu helfen weiß, einmal Schaden zugezogen, so ist das Uebel desto ärger.

Ich will daher für diejenigen, die gar nicht wissen, wie dergleichen Fleckkugeln ꝛc. gemacht werden, einige hier zum Beyspiel anführen, wornach sie sich ein jeder selbst verfertigen kann. Indessen kann man doch, wenn man reine Kreide, Spanische Kreide, Siegelerde, weißen Thon, oder irgend eine andere feine Thonerde hat, alles dasjenige und wohl noch besser ausrichten, als was die Fleckkugeln leisten sollen.

Eine weiße Fleckkugel, die besonders bey seidenen Zeugen gut zu brauchen ist, läßt sich folgendergestalt bereiten. Man stoße weiße Siegelerde und reinen weißen Thon oder Pfeiffenthon zu einem recht feinem Pulver, oder noch besser, man schlemme beyde durch Wasser, damit das Grobe desto besser davon geschieden werde. So bald diese fein gepülverte oder geschlemmte Erden trocken und gemischt sind, mache man davon, vermittelst Wassers oder Branntweins einen dicken Teig, und formire daraus Kugeln, Würfel oder Stifte, was einem gefällig ist. Diese lasse man völlig trocken werden, sie dienen besonders gegen alle Fettflecke. Wenn man sie braucht, kann davon etwas auf den Fleck geschabt, Löschpapier darauf gelegt, und mit einem warmen Plätteisen überfahren, und wenn es das Fett eingesogen, ausgebürstet werden.

Zu einer andern Art Fleckkugeln, die den Vorzug vor vielen andern verdienet, nehme man

8 Loth geschabte weiße spanische Seife,

3 Loth Terpentin = oder Spicköhl,

2 Loth durch einen Tuch gedrückte Ochsengalle.

Diese Dinge stoße man recht stark durch einander, so daß sie aufs beste vermischt werden, mache daraus Kugeln und lasse sie trocknen. Ist die Masse etwa zu bröcklich, daß sich keine Kugeln daraus machen lassen wollen, so kann man beym Stoßen noch etwas Wasser oder Weingeist zusetzen. Man nehme zu obigen auch wohl noch etwas weniges Citronensaft dazu, es muß aber nicht zu viel, und kann nur in so fern dienlich sein, wenn die Farbe von der Citronensäure nicht leidet, im Grunde aber kann sie denn auch nicht viel Dienste leisten. Dieserhalb ist es gut, wenn man sich auf beyde Arten, Fleckkugeln macht und zum Gebrauch an einem recht trocknen Orte aufbewahret.

Beym Gebrauch derselben wasche man erst den Fleck mit warmen Wasser, überstreiche ihn mit der

Fleck=

Fleckkugel und wasche ihn abermals aus, und so fort, bis der Fleck vergangen.

Als ein gutes Fleckwasser empfiehlet sich unter allen das Seifenwasser, dessen ich vorhin beym Ausmachen der Theerflecke erwähnet habe. Eben so kann auch der in allen Apotheken vorräthig gehaltene Seifenspiritus, als ein guter Fleckspiritus angesehen werden, der immer bessere Dienste thun wird, als derjenige, den die Herumträger verkaufen.

Das Fleckausmachen ist eine Kunst, und verdienet diesen Namen mit recht, nicht allein wegen seiner Gemeinnützigkeit, sondern auch da das ganze Geschäft auf chmischen Grundsätzen und Erfahrungen beruhet. An vielen großen Oertern finden sich Leute, die sich mit dieser Kunst ganz allein beschäftigen, und es wäre zu wünschen, daß dieses hier in unserm Lande auch in mehreren Städten geschehen möchte. Das müssen aber keinesweges Menschen seyn, die sich so geradezu dafür ausgeben und nur ein paar Recepte haben, worin ihre ganze Kunst bestehet, sondern solche, die die Sache gründlich verstehen, alle Farben kennen und deshalb genau wissen, was für Fleckmittel ihnen schädlich oder unschädlich sind, und welche Mittel sie endlich nach Beschaffenheit des Fleckes und des Zeuges nöthig haben. Wenn nun ein solcher Mann noch obendrein das Reinigen, Aufbürsten, Ausbessern ꝛc. der Kleider gut verstehet und dieses mit dem Fleckausmachen verbindet, so würde er sicher an jedem auch nur mittelmäßigen Orte sein reichliches Brod finden.

Um nun hierzu Anleitung zu geben und bey manchen weiteres Nachdenken zu erregen, so will ich zum

Schluß dieses Kapitels noch etwas im allgemeinen über das Fleckausmachen sagen.

Flecke können aus verschiedenen Ursachen in denen Zeugen entstehen, entweder durch das Eindringen einer mehr oder weniger gefärbten Feuchtigkeit oder durch Flüßigkeiten, die die Farbe ändern, oder durch trockne Dinge, die sich auf die Oberfläche der Zeuge anlegen, oder auch durch das Ausgehen und Ausziehen der Farbe, die bald hier bald davon entstehet.

Wenn das letztere geschehen, so finden sich selten Mittel, die verlohrne Farbe wieder herzustellen, in erstern Fällen aber hat man vielerley Mittel den Schaden wieder zu verbessern.

Alle Flecke, die man in den Kleidern gemeiniglich erhält, lassen sich füglich unter eine oder die andere der hier folgenden Abtheilungen bringen, als sie rühren nemlich her:

1) von Oehlen,
2) — Fetten,
3) — Harz,
4) — Pech und Theer,
5) — Wachs,
6) — alcalischen Salzen oder Laugen und Harn,
7) — sauern Dingen, von Pflanzensäften, gefärbten und ungefärbten,
8) — Tinte und eisenhaltigen Stoffen,
9) — Staub und von vielen andern Dingen mehr.

Wem nun die Eigenschaften aller dieser Stücke bekannt sind, der wird sich, so bald er weiß, von welchen der

der Fleck entstanden, auch die gehörigen Mittel zu wählen wissen, hat er dabey auch Kenntniß von der Färberey, und weiß was jede Farbe aushalten kann oder nicht, so weiß er sich auch darunter die gehörigen gleich auszusuchen, und auf eine geschickte Art zu benutzen.

Da dieses aber nicht jedermann beurtheilen kann, zumal wenn es ihm an Erfahrung mangelt, wie dieses wohl der Fall bey allen seyn muß, die nichts von Chemie und Färberey verstehen, so will ich hier eine kleine Anzeige dererjenigen Fleckmittel geben, die in einem oder andern Falle nach oben angezeigter Verschiedenheit dienlich sind, woraus sich der Unerfahrne wählen, der Erfahrne aber noch auf mehrere nachdenken kann.

1) Oehle, und

2) Fettflecke kann man, wenn sie sich noch nicht festgesetzt haben, oft sehr geschwind aus gefärbten Zeugen am besten durch eine schnell angebrachte Hitze, welche das Fett und Oehl flüßig macht, und sein Aussaugen von einem darauf gebrachten Löschpapier, Leinewand, Thon, Kalkerde oder Bleyweisstaub befördert, herausbringen. In dieser Absicht kann man die mit Fett befleckte Oberfläche des Tuches stark und bis zur gehörigen Erhitzung mit Lösch- oder Druckpapier reiben, oder mit einer heißen Kohle, die man in Leinewand glatt einwickelt, über diese Oberfläche, eine Zeitlang hin und her fahren, oder mit einer heißen Platte oder Biegeleisen über die mit Fett verunreinigte Sache, die man mit Löschpapier bedeckt, und auch zuweilen noch mit gepülverter venetianischer Kreide, Thon rc.

be-

bestreuet hat, hinstreichen. In gleicher Absicht wird auch heißgemachter Sand angewandt.

Bey allen diesen Arten des Ausmachens der Fettflecke, die mit trockner Hitze und ohne aufgestreute Pulver ausgezogen werden, muß man des Versengens wegen sowohl, als auch, damit sich der Fleck nicht weiter ziehe, das Tuch, Papier oder Zeug, gehörig mit Wasser annässen.

Aus weißen und ungefärbten Zeugen nimmt die Seife, welche bey gefärbten, selten ohne Schaden der Farbe gebraucht werden kann, ingleichen der Seifenspiritus, die öhligen Flecke bey dem Waschen mit heraus. Unter die thierischen Säfte, die man zur Ausmachung öhliger Flecke gebraucht, ist außer dem gefaulten Harne und außer der Galle, welche letztere mit Nutzen bey den seidenen Zeugen gebraucht wird, vorzüglich der Eyerdotter zu zählen, dessen auflösende Kraft gegen die fette öhlige Substanzen, außerordentlich groß ist, womit sich sogar die aus den leinenen Zeugen schwer herauszubringende Flecke von Leinöhl auf das vollkommenste hinwegnehmen lassen.

Wenn man denselben gebrauchen will, so muß er anfangs ein wenig geschlagen und mit einer sehr geringen Menge Wasser vermischt, alsdann in die öhligen Flecke eingerieben, und endlich alles aus reinem Wasser gewaschen werden. Das schätzbarste an dem Eyerdotter ist noch, daß er keine einzige Farbe zerstöhret.

3) Gegen die harzigen Flecke läßt sich nicht nur der Eyerdotter, sondern auch der allerstärkste Weingeist mit Nutzen gebrauchen, dessen Wirkung gleichfalls keiner Farbe schädlich ist.

4) Pech-

4) Pech und theerartige, ingleichen Firnißflecke, überstreiche man mit Butter, Fett, oder irgend einem ausgepreßten Oehle und erwärme sie gelinde. Beydes vermindert die Zähigkeit der abzusondernden Materie und befördert die Auflösung derselben. Das Bestreichen mit Eyerdotter und das Auswaschen mit Wasser ist endlich das sicherste Hülfsmittel, die locker gemachte Unreinigkeit wegzubringen.

5) Wachsartige Flecke nimmt der Weingeist und alle mit Weingeist abgezogene Feuchtigkeiten, als ungarisches Wasser, Lavendelspiritus und dergleichen, hinweg.

Ungeachtet der Weingeist das Wachs aufzulösen nicht im Stande ist, so macht er selbiges doch so spröde, daß man es, wenn der Weingeist verflogen, in der Folge so hinwegreiben kann, daß gar nichts mehr davon zu sehen ist.

6) Die von alcalischen oder laugenhaften Feuchtigkeiten, z. B. Kalkwasser, Potaschenlauge, Salmiakspiritus, faulen Urin, oder von dem mit flüchtigen Salze durchdrungenen Straßenkothe hervorgebrachten Flecke, wohin die blauen Flecke des scharlachrothen und des mit Safflor gefärbten rosenrothen gehören, können mit Citronensaft und andern gelinden Säuren zu ihrer vorigen Farbe wieder hergestellt werden.

7) Die durch saure Feuchtigkeiten, vorzüglich durch die Mineralsäuren gebeitzten Flecke, können durch den ätzenden Salmiakspiritus hinweg gebracht werden. Man muß diesen Säuren geschwinde dadurch entgegen kommen, ehe sie das ganze Gewebe

an dem befleckten Orte zerbeitzt und zerstört haben; wiewohl auch hier in diesem Falle, wenn es noch nicht bis auf das äußerste gekommen ist, ein mit Weingeist bereiteter oder vermischter ätzender Salmiakspiritus oft den mürbe werdenden Zeugen eine neue Festigkeit ertheilet.

Der milde Salmiakspiritus, der mit Potasche bereitet worden, zeiget sich lange nicht so nützlich hierbey, als der ätzende, welchen Unterschied man daher, wenn er gekauft wird, wohl bemerken muß. Der Urin enthält ein salmiakartiges Mittelsalz, wovon der laugenhaftige Grundtheil leicht verflieget und der saure Antheil zurückbleibt, dieses ist die Ursach, daß die grün gefärbten Sachen, die damit bespritzt werden, blaue Flecke bekommen. Diese kann man am besten durch allerley alcalische oder laugenhafte Feuchtigkeiten hinwegnehmen, womit man sie überstreichet oder benetzet.

8) Tinten= Rost= und alle Eisenflecke nimmt der Citronensaft, der weiße Johannisbeerensaft, das saure Kleesalz, der faule Urin, ingleichen der schwache Vitriolspiritus hinweg. Bey dem Kleesalz verfähret man so, daß man selbiges in warmen Wasser auflöset, die mit Tinte befleckte Leinwand, z. B. mit der Auflösung überstreicht, es über eine Kohlenpfanne gelinde erwärmet und reibet, endlich aber in reinen Wasser ausspühlet. Alle diese Handgriffe werden der bessern Auflösung der Eisentheilchen wegen angewendet. Bey dem Vitriolspiritus aber muß man mit lange fortgesetztem Waschen alle Theile desselben hinweg=

wegschlemmen, weil er sonst die Leinewand gerne anzugreifen pflegt.

9) Die Staubflecke nimmt am besten das reine Wasser ganz allein weg; und endlich

10) Flecke von rothem Wein nimmt die Bestreuung mit Küchensalz und das Auswaschen mit frisch gelassenen lauem Urin, oder Milch, oder auch so wie andere farbenvolle Flecke, das Schwefeln und darauf folgende Auswaschen mit Wasser, ingleichen das Auswaschen mit Franzbranntwein hinweg, welcher letztere ebenfalls durch den schwefelsauren Dampf, den er noch in seiner Mischung enthält, diese Wirkung leistet.

Eben dieser Franzbranntwein läßt sich mit Nutzen zur Ausmachung sehr vieler Flecke, die einen gewächsartigen gefärbten Stoff zum Grunde haben, gebrauchen.

Gelb gewordene Leinewand macht man durch Einweichen in Buttermilch oder saure Molken und dann durch Auswaschen mit Seife und kaltem Wasser wieder weiß.

Hiervon mag es mit dem, was von Fleckausmachen gesagt worden, genug seyn, weil jeder, der es mit Bedacht durchlieset und mit Ueberlegung befolget, sich in vorkommenden Fällen leicht zu helfen wissen wird.

Vom Wein, dessen Entstehung, Behandlung, Sorten, Nutzen und Mißbrauch.

Der Wein ist ein in der ganzen Welt bekanntes, und unter allen Getränken, die der Mensch zu sich nimmt, das edelste, wie er aber gewonnen, zubereitet, erhalten rc. werde, davon sind nur wenige unterrichtet, obwohl er so allgemein beliebt ist und getrunken wird.

In Weinländern, z. B. Frankreich, Spanien, Portugal, Italien rc. kann auch der geringe Mann wegen des wohlfeilen Preises sich desselben bedienen, in den kalten Ländern aber, wo der Weinbau wegen der strengern Witterung schon mit vielen Schwierigkeiten verknüpft ist, und dieserwegen sowohl, als auch wegen der fehlerhaften Behandlung, besonders bey den Einsammeln, Pressen und Gähren, nicht so gut geräth, oder gar nicht bereitet werden kann, ist er schon theurer, und er wird daselbst nur von den Reichen und Mittelmanne getrunken.

Der in unsern nördlichen Ländern gewonnene Wein hat einen herben und unangenehmen Geschmack und wird daher am häufigsten in der Wirthschaft an den Speisen, zum Essigbrauen, und äußerst wenig zum Trinken verbraucht.

Die ausländischen Weine aber, die diesem unsern Landwein an lieblichen Geschmack sehr vorzuziehen sind, und darin auch unter einander selbst sich mehr

oder

oder weniger übertrifft, lassen insgemein die Kaufleute aus solchen Orten kommen, wo sie am besten und wohlfeilsten zu haben sind, und verkaufen ihn in kleinen und großen Parthien wieder. Da aber bey diesen Handel öfters viel Vermischungen, Künsteleyen und Verfälschungen vorgenommen, oder diese und jene Weine wohl gar nachgemacht werden, theils um mehr Gewinn zu haben, theils die Käufer zu hintergehen, so muß man bey dem Einkauf sehr achtsam seyn, daß man mit dem Weine, der so vielen Verfälschungen unterworfen, nicht hintergangen werde, und dadurch am Beutel, am mehresten aber an der Gesundheit leide.

Diesen nachtheiligen Uebeln zu entgehen, und um einen der Gesundheit nicht schädlichen, guten wohlschmeckenden und etwas wohlfeilern Wein zu erlangen, lassen sich viele Familien entweder ihren Wein von Ort und Stelle selbst kommen, oder sie suchen sich ihren Bedarf bey großen Weinhändlern, unter den verschiedenen Sorten, nach ihren Geschmack und Vermögen, aus und nehmen so viel als sie auf eine beliebige Zeit in ihrer Wirthschaft gebrauchen, mit einemmahle.

Weil nun die Aufbewahrung und Erhaltung des Weines in solchen Privatkellern die mehreste Zeit der Aufsicht und Besorgung der Hauswirthin zugetheilet wird, und dieses Getränk wegen des hohen Preises bald eine ansehnliche Summe ausmacht, wie auch bey schlechter Behandlung leicht verringert, oder wohl gar verdorben werden kann, so ist es nicht allein gut, sondern sogar nothwendig, daß eine vollkommene

Hauswirthin auch unterrichtet sey, wie man mit dem Weine, eine jede Sorte nach ihrer Art, umgehen müsse, damit er in seiner Güte erhalten und nicht verringert, sondern vielmehr dagegen noch verbessert werde. Es verdienet also der Wein wegen seines vielfältigen Gebrauchs in der Hauswirthschaft eine eigene besondere und wegen seines theuren Preises etwas genauere Abhandlung.

Der Wein ist ein, durch eine künstlich angestellte Gährung, aus dem Safte der Trauben hervorgebrachtes Getränk, das aber seiner Güte, Geschmack und Farbe nach, in Absicht der Lage der Länder, wo er gebauet wird, nach Beschaffenheit der Trauben und nach dem Verfahren, welches bey seiner Bereitung angewandt wird, außerordentlich an Geschmack, Güte, Farbe und Dauer unterschieden ist; hieraus erhellet, wie nothwendig es sey, daß wenn man eine jede Sorte nach der ihr eigenen Art behandeln will, auch wissen müsse, auf welche Weise der Weinbau getrieben, wie der Saft gepreßt, wie der Wein hervorgebracht und zum Trinken geschickt gemacht werde.

Alles dieses soll demnach in gehöriger Ordnung abgehandelt werden und was von dem Traubensaft und Nutzen des Weins bey Speisen rc. anzuführen ist, ingleichen etwas von einigen andern durch die Kunst aus manchen Früchten und Säften hervorgebrachten weinartigen Getränken beygefügt werden.

In warmen Ländern, deren Clima dem Wein angemessener ist, als in unserm hiesigen nördlichen Teutschland, und wo der Weinstock eigentlich zu

Hause

Hause gehöret, ist der Wein von Natur schon weit besser, als unser hiesige Landwein, jedoch ist dieses nicht allein die Ursach der vorzüglichern Güte ihres Weines, sondern sie veredlen ihn auch durch eine sorgfältigere Behandlung bey dem Bau und Bearbeitung des Weines selbst. Würde daher in unsern Gegenden eben so viel Fleiß und Sorgfalt in diesem Stücke angewendet, als dorten, so würde auch unser allhier gewonnene Wein an Geschmack und Güte ungemein gewinnen und mehr getrunken werden, da er anjetzo fast ganz allein zu Speisen und zum Essigmachen benutzet wird.

Der Weinstock kömmt am besten an Bergen, wo er die mehreste Sonne hat, fort, oder auch an der Sonnenseite von Mauern, Zäunen ꝛc. oder wo er durch Hecken und dergleichen vor der Kälte bewahret und der Sonnenhitze mehr ausgesetzt ist. Seine Fortpflanzung geschiehet gemeiniglich und am besten durch Ableger, die, wenn sie zur gehörigen Zeit und in rechter Vollkommenheit geschnitten, in die Erde gelegt und kunstmäßig behandelt werden, schon im dritten Jahre, wenn sie gelegt worden, anfangen Weintrauben zu tragen.

Die Pflege und Wartung des Weinstocks selbst in den Gärten und in den Weinbergen liegt dem Gärtner ob, oder wo der Anbau schon ins große gehet, eigenen Personen, die man auch Winzer nennt, und die sich dann hauptsächlich nur allein mit der Besorgung des Weines und dessen Anbau abgeben. Diese müssen ihn gehörig und zu rechter Zeit beschneiden, behacken, anbinden, überhaupt alle dabey vorfallende nöthige Arbeiten verrichten. Die Aufsicht bey diesen Arbeiten gehöret schon eher unter die Verrichtungen des Hausvaters, als der Hausmutter, sobald aber die Trauben eingesammlet und gepreßt werden sollen, haben sich wohl beide Theile darum zu bekümmern.

Aus der Geschichte ist es bekannt, daß der Weinbau allhier und besonders in der Mark Brandenburg viel stärker ist betrieben, und der davon erhaltene Wein mehr getrunken worden, allein wegen mancherley Ursachen und besonders wegen der geringern Güte des Landweins gegen die fremden Weine, hat der Absatz desselben und folglich auch dessen Anbau sehr abgenommen, welches dann verursacht hat, daß es sich keiner hat angelegen seyn lassen, nachzuforschen und Versuche zu machen, ob und wie unsere Landweine verbessert werden können, so daß wenn sie den fremden zwar nicht gleich, doch im Geschmack näher kämen und mehr getrunken würden.

Folgendes könnte viel zu dieser Verbesserung des Weins beytragen: Man weiß, daß die eigentlichen Weinländer, darin der mehreste Wein gebauet wird, und auch unser südliches Teuschland, wärmer sind, als es bey uns ist, und daß dieses das meiste zur bessern Güte dieser ihrer Weine beyträgt. Wir müssen also unsern Weinstöcken die beste, wärmste Lage aussuchen und selbige so viel wie möglich wider Kälte und scharfe Winde sichern, welches sehr gut durch Anpflanzung hoher Bäume und Hecken, oder durch hohe Zäune, Mauern und Gebäude geschehen kann, dadurch erhält der Wein Schutz gegen die Kälte, die

Wärme wird mehr zusammengehalten, folglich können wir auch vollkommenere und reifere Trauben und von diesen wieder bessern Wein erwarten. Ebenfalls erreicht man auch diesen Endzweck, wenn man die Weinstöcke, anstatt daß sie, wie es fast an den mehresten Orten gewöhnlich ist, an einzelne Pfähle angebnnden werden, reihenweise an Spalieren ziehet; die Weinstöcke können alsdann bequemer behandelt werden und durch die Spaliere wird die Wärme auch mehr concentrirt oder zusammengehalten.

Das nächste und vorzüglichste Mittel ist hierauf, alle schlechte Weinsorten abzuschaffen und lauter gute Weinstöcke anzulegen. Wollte man dieses um nicht zu große Kosten zu haben, in einem einzigen Jahre nicht vornehmen, so könnte es doch nach und nach von Jahr zu Jahr geschehen, daß man gute Weinstöcke anlegt und die schlechten in eben dem Maaße fortschaft. Zwar hat man hiermit schon hin und wieder den Anfang gemacht und in den Weinbergen bessere Sorten angebaut, aber es ist bisjetzt nur darum geschehen, um den Traubensaft von der schlechtern Art zu verbessern, allein dieses ist eine höchst fehlerhafte Vorstellung, denn der Wein wird hierdurch keinesweges verbessert, weil die schlechten Trauben auch die guten verderben, besser thäte man daher, wenn jede Sorte besonders gepreßt würde.

So wie man die schlechten Sorten von Weinstöcken abschaffen sollte, so muß man sich auch der späten zu entledigen suchen, weil sie, da im Herbst bey uns die Sonne für sie nicht würksam genug ist, selten gehörig reif werden, um einen guten Wein zu geben. Daher sind diejenigen Stöcke für unser Klima die besten, welche am frühsten reif werden. Der Schönedel und Gutedel verdiente für unsere Gegend in diesem Falle vor vielen andern Sorten den Vorzug, denn sind die Sommermonate und der Herbst nicht allzukühl, so haben die Trauben einen schönen Geschmack und werden sehr süß.

Das übrige, was noch von dem Weinbau zu sagen wäre, überlasse ich den Lesern in andern davon handelnden Büchern, an denen kein Mangel ist, nachzulesen und woraus man sich in bedürfendem Falle Raths erhohlen kann, wir gehen demnach weiter, und wollen sehen, wie gute Weine auf die beste Art zu machen, und wie sie in Kellern zu pflegen und zu erhalten sind.

Die größte mögliche Vollkommenheit der Weine hängt von folgenden Hauptpunkten ab.

1) Müssen die Trauben ihre gehörige Reife haben und die Weinlese zu rechter Zeit angestellt werden.

2) Beruhet die Güte des Weines gar sehr auf der rechten Behandlung desselben bey der Gährung, denn versiehet es man hierin, so ist alle Vorsorge, die man in Absicht des ersten Punktes angewandt, vergebens. Diese Gährung recht anzustellen und zu beendigen, erfodert also viel Kunst und Kenntnisse desjenigen, der darüber gesetzt ist, um darauf acht zu haben, daß keine Fehler dabey vorgehen.

Der dritte Hauptpunkt bestehet endlich in der rechten Aufbewahrung des Weines, wird diese mit gehöriger Kunst und erforderlicher Aufmerksamkeit vollfühführet, so wird der Wein nicht allein vor dem Verderben gesichert, sondern die Weine halten sich auch auf eine lange Zeit gut und trinkbar, sie veredlen sich mit der Zeit, so wie sie nach und nach älter werden, ja man kann gewissermaßen sagen, daß sie dadurch fast unverderblich und unverbesserlich werden, dahingegen bey unterlassener Sorgfalt auch die besten Weine in kurzer Zeit ganz und gar verderben können.

Zuvor und ehe man mit der Weinlese den Anfang macht, muß man alle die Bottiche und Kufen, die dazu nöthig sind, genau untersuchen und nachsehen, daß sie nicht schadhaft, sondern gut beschaffen sind. Man muß einen hinlänglichen Vorrath von ledigen Fäßern zum Weine in Bereitschaft haben, und die nöthigen Butten und Eymer zum Mosttragen anschaffen; desgleichen muß man die Presse untersuchen, ob sie noch in gutem Stande sey.

Nächst diesem müssen die nothwendigen Trage- und Handkörbe, Wein und Gartenmesser, Schaufeln, Schüppen und Rechen oder Harken alles in Bereitschaft gesetzt oder angeschaft werden.

Zuletzt wenn dieses alles besorgt worden, läßt man die Zimmer, Gewölbe und Keller, überhaupt alle Oerter, die man nöthig hat, vollkommen reinigen und in Stand setzen, damit es an nichts fehle und nirgends Hindernisse vorfallen, wenn die Weinlese ihren Anfang genommen hat.

Sobald alle diese Vorkehrungen gemacht, erwartet man die Zeit, wenn die Weinlese angefangen werden kann. Diese zu bestimmen und um guten Wein zu bekommen, muß man auf folgende Dinge sehen.

Die Trauben müssen ihre gehörige Reife haben, denn unreife Trauben werden nie einen guten Wein liefern. Auf den süßen Geschmack kann man sich nicht ganz allein verlassen, denn es giebt Weinstöcke, deren Trauben von Natur einen etwas herben und nicht so süßen Geschmack haben, und diese müssen wohl, von den unreifen Trauben anderer Weinstöcke unterschieden werden.

Von diesen besagten Trauben ist es am besten, daß man sie besonders allein presse, denn erstlich werden sie später reif, und zweytens gähren sie auch etwas langsamer als anderer Most, dagegen aber wird auch der davon gewonnene Wein desto dauerhafter und kräftiger. Dieses trifft nicht allein bey unserm Landwein, sondern auch bey den fremden bessern Weinen zu. Beyspiele davon geben unsere teutschen Rhein- Franken- und Moseler-Weine, die sich alle länger und besser erhalten, als die aus frühzeitigen Trauben gepreßten Franzweine.

Man hat um die rechte erforderliche Reife der Trauben zu erkennen und die Weinlese darnach anzufangen verschiedene Kennzeichen zu bestimmen gesucht, als

1) Wenn der größte Theil der Blätter abgefallen ist.

2) Wenn der Stiel der Traube seine grüne Farbe verloren und dagegen braun geworden.

3) Wenn sich die Beeren leicht ablösen lassen.

4) Sobald der Saft schmackhaft, süß, dick und klebricht ist.

5) Wenn die Trauben anfangen etwas welk zu werden.

Das letztere kann man sich hier in unsern kältern Gegenden besonders merken und beobachten, wenn man eine Verbesserung des Landweines anbringen will, denn wenn man die Trauben so lange am Stocke sitzen läßt, bis sie etwas welk, durchsichtig und dünnhäutig werden, so ist dieses eins der besten Mittel dazu. Einige geringe Reife und gelinde Fröste schaden ihnen nicht, vielmehr sind sie in der Absicht, daß dadurch noch viele wässrige Feuchtigkeiten der Trauben ausdünsten, nützlich und zur Güte des Weines beförderlich. Da man den Nutzen von diesem Verfahren schon lange eingesehen, so befolgt man es in Ungarn, am Rhein und in vielen andern Ländern. Indessen kömmt es doch, die Zeit zur Weinlese zu bestimmen, auch viel und hauptsächlich mit auf die Witterung an. Sind die Herbste sehr schön, so hat man schon Jahre gehabt, da der Wein bis gegen den Dezember an den Stöcken hat welken können, und der Wein ist in solchen Jahren ganz vortreflich ausgefallen. Sind die Jahre aber sehr naß, so werden die Trauben sehr wässericht, können die gehörige Reife nicht erlangen, faulen sehr leicht, und die Weinlese muß daher schon viel früher angestellt werden, ob schon man keinen andern als schlechten Wein von den Trauben erwarten kann. Eben so muß man schon im October auf die Weinlese bedacht seyn, wenn Anzeigen da sind, daß ein früher Winter eintreten werde. Aus allen diesen hat man die gewisse Bemerkung, welche sich auch durch die Erfahrung bestätigt hat, daß man

1) bey einer frühen Weinlese mehr und schlechtern Most, aber im Gegentheil
2) bey einer spätern Weinlese weniger und viel bessern Most erhalte.

Ist die Weinlese einmal angefangen, so ist es ebenfalls wichtig, so viel als möglich, schöne und heitere Tage dazu zu wählen, an welchen die Sonne scheinet und keine Wolken den Himmel trüben, am wenigsten aber, wenn es gar regnet und viel Thau oder Nebel entstanden ist.

An vielen Orten herrscht die üble Gewohnheit, reife und unreife Trauben, gute und schlechte Sorten, mit und ohne Stiele ꝛc. alles durcheinander zu werfen und zusammen zu pressen, ob auf diese Weise ein guter Wein hervorgebracht werden könne, wird gewiß kein Mensch erweisen können. Wenn herbe, schlechte und unreife Trauben solches schon zu wege bringen, so thun es Traubenstiele nicht weniger, denn sie geben dem Weine einen äußerst herben und widrigen Geschmack. Freylich verursacht das Abbeeren der Trauben Kosten und etwas Zeit, allein weder eins noch das andere ist verlohren, und die Güte des davon erhaltenen Weines ersetzt beydes gedoppelt wieder, und ist keinesweges unnütz angewandt. Ich könnte hier verschiedene Beyspiele anführen, daß in unserm nördlichen Deutschlande Besitzer von Weingärten oder Weinbergen es sich nicht haben verdrießen lassen, und mit vieler Sorgfalt die Trauben von jeder Art besonders gepreßt, die Beeren abgepflückt, und die unreifen und schadhaften davon abgesondert. Davon haben sie alsdenn auch einen Wein erhalten, der, als er mit gehöriger Sorgfalt behandelt worden, vielen fremden Weinen an Güte nichts nachgegeben hat. Selbst der große Churfürst Friedrich Wilhelm hat solchen, in seinen Weinbergen bey Potsdam gewonnen, aus abgebeerten Trauben, durch einen französischen Refügie verfertigten Wein, mit Vergnügen getrunken und auch Fremden bey der Tafel vorsetzen lassen, welche ihn fast einem Rheinweine gleich befunden, und nicht errathen können, was es für eine Sorte Wein sey, ja man sagt, daß einige ihm noch den Vorzug gegeben haben sollen. Wenn es nun damals möglich gewesen ist, solchen guten Wein hier zu Lande hervorzubringen, warum denn nicht auch jetzt?

Dieses beweiset demnach genugsam, daß wenn der Wein nicht herbe, sondern gut ausfallen soll, die Trauben nothwendig vor dem Keltern abgebeeret werden müssen, weil die Stiele einen sehr sauren und herben Saft enthalten, der dem Wein diesen Geschmack mittheilt, den sie auch sogar durch das Trocknen nicht verlieren.

Fast gleiche Vorsorge ist auch zu beobachten, wenn man mehrere Sorten von Trauben hat, anstatt daß man da alles untereinander wirft und preßt, wodurch man alles verdirbt, ist es besser, jede Art von der andern abzusondern und allein zu pressen, oder wenn man von jeder nur so wenig hat, daß es der Mühe nicht werth ist, so nehme man lieber zwey oder drey Sorten von denen, die gleiche Güte haben, zusammen, presse sie allein, und lasse auch für sich allein den Most gähren, so ist man gewiß gesichert guten Wein zu erhalten.

halten. Eben so mache man es auch mit den ordinairen Sorten, die reifen Trauben sondere man von den herben ab und presse jede für sich allein aus.

Der frische noch nicht zur Gährung angestellte Traubensaft wird bey uns Most genannt, die Art und Weise wie dieser von den Trauben gemacht wird, ist unterschieden; entweder werden die Weinbeeren an dem nemlichen oder folgenden Tage in den Butten mit Füßen getreten und hernach auf der Kelter weiter ausgepreßt; dieses ist die gewöhnlichste und in den Weinländern gebräuchlichste Art. Oder sie werden nur wenig oder gar nicht in den Butten getreten, und man läßt sie auf diese Art ordentlich in einer Kufe gähren, ziehet hernach den Most ab, und preßt die Hülsen oder Trebern hernach einigemal aus.

Oder es wird auf eben die Art, wie in Ungarn, Spanien, Portugal, Italien ꝛc. verfahren, wo sie die Weintrauben so lange am Stocke lassen, bis sie ganz welk werden und einschrumpfen, oder wenn sie da nicht welk genug geworden, bringen sie solche auf Böden, lassen sie da von der Zugluft austrocknen, oder sie hängen sie an die Sonne oder in einen gelinde geheitzten Ofen, wo vieles von ihrer wässerichten Feuchtigkeit ausdünsten kann. Wenn daher von solchen welken und eingeschrumpften Trauben der Most gemacht wird, so ist dieses die Ursach, warum diese Weine so süß und stark sind. Selbige werden in Spanien zum Unterschiede von andern Weinen Vino secco, woraus das deutsche Wort Sect entstanden, genannt.

Am Rheinstrom hat man dieses Verfahren schon nachgeahmt, indem man die Weintrauben, wenn sie ab=

abgeschnitten, an Strohseilen unter den Dächern aufhängt und sie so einschrumpfen läßt, wodurch sie viele wäßrige Feuchtigkeit verlieren. Der Most, der von diesen Trauben hernach ausgepreßt wird, giebt den angenehmen und vor dem gemeinen Rheinwein so vorzüglich beliebten, Strohwein.

Da nun in unsern hiesigen Landen der Wein öfters sehr spät und zuweilen wohl gar nicht reif wird, oder bey nassen Jahren sehr wäßricht und schlecht geräth, so sollte man billig diese Methode in den benannten Fällen, oder auch wohl, wenn unser Wein gut geräth und reif wird, nachahmen, gewiß würde unser Landwein sehr gut und besser darnach ausfallen.

Die mehresten rothen Weine haben ihre Farbe davon, wenn der Most mit den Trebern zur Gährung angestellt wird; wenn man daher aus blauen oder rothen Trauben weißen Wein machen will, so müssen die Trauben nicht stark gepreßt und die Trebern nicht mit dem Moste gähren. In manchen Gegenden werden, um die Farbe noch dunkler zu machen, andere Dinge zugesetzt, z. B. in Minorca, wo man zerstoßenen Alabaster zusetzt, um eine concentrirtere Farbe zu erhalten. Diese rothe Farbe, die in den Hülsen der Weinbeeren sitzt, ist von harzigter Natur und löset sich nur durch den in der Gährung hervorgebrachten Spiritus des Weines auf, daher kömmt es auch, daß die rothen Weinflecke in dem leinenen Tischzeuge so schwer und durch keine andere als seifenartige und spirituöse Mittel herauszubringen sind. Man sehe hierüber in der Abhandlung vom Fleckausmachen nach.

Da die Kerne dem Wein auch einen herben Geschmack mitzutheilen vermögend sind, so ist es nöthig, dahin zu sehen, daß selbige bey dem Pressen so wenig, als möglich, zerquetscht werden, denn der Wein, der einmal den Geschmack davon angenommen, pflegt ihn nicht wieder zu verlieren, wenn man auch ein oder das andere Mittel dagegen anwenden wollte.

Wenn die Trauben auspreßt sind, so wird an vielen Orten nochmals Wasser auf die Trebern gegossen, welche noch einmal ausgepreßt und die erhaltene Flüßigkeit zur Gährung hingestellt; man erhält daraus ein ordinaires Getränk, das unter dem Namen Lurke in Deutschland bekannt ist.

Der Most, wenn er von den Trebern abgesondert ist, siehet trübe aus und hat einen süßen, angenehmen Geschmack, wenn man ihn über Feuer so weit abraucht, daß er wie Muß ist, gerinnt er zu einer zähen klebe-richten oder pechartigen Masse. So wie er an sich ist, wird er häufig zur Verfertigung des Mostrichs, an Speisen, zum Trinken rc. gebraucht, nur ist zu bemerken, daß er im letztern Falle stark laxiret, leicht Durchfälle zu wege bringt, und besonders bey denen, die kränklich sind oder ihn viel genießen, sehr häufige Stuhlgänge erwecket.

Noch ist zu bemerken, daß derjenige Saft oder Most, der in den Zober von den Trauben, noch ehe sie gestampft oder getreten werden, von selbst abläuft, der Vorlauf und mit dem, was von dem Treten abläuft, der Vorschuß genennet wird und das beste ist. Dasjenige aber, was unter der Presse ausgepreßt wird, der Nachdruck heißt. Will man nun einerley Sorte

Wein

Wein haben, so werden beyde, der Vorschuß und der Nachdruck, zusammen gemischt, im Gegentheil läßt man jeden Most für sich allein gähren, so erhält man von dem Vorschuß einen viel bessern Wein, als von dem Nachdruck.

Dieser Most, der, je eher man ihn von den Trebern absondert, einen desto mildern und feinern Wein giebt, stellt man in dazu schickliche Gefäße an gehörige Oerter, wo eine Wärme von 55 bis ohngefähr 70 Grad nach dem Farenheitschen Thermometer ist, ruhig hin. Nach Verlauf einiger Zeit fängt er an sich merklich zu verändern.

Die Feuchtigkeit schwillt auf und dehnt sich aus, so daß sie, wenn die Gefäße ganz damit angefüllt worden wären, übersteigen und zum Theil herauslaufen würde. Auf der Oberfläche erheben sich große Blasen, zu gleicher Zeit und schon vorher, entstehet eine innere Bewegung aller Theile, welche, so wie diese zunimmt, gleichsam mit einem kleinen Geräusche oder Brausen, das von dem Zerplatzen der kleinen Bläschen herrühret, begleitet ist. Bey dieser Gelegenheit entwickelt sich eine große Menge von einer elastischen tödtlichen Luftart, die von den Chemisten mephitisches Gas oder fixe Luft benennt wird. Diese Luft hat die Eigenschaft, Lichter auszulöschen und Thiere und Menschen in einem Augenblick zu tödten. Man hat also große Ursach, sich mit Behutsamkeit in solche zu begeben; trägt man vor sich her ein Licht, und dieses erlöscht, oder man siehet, daß es ausgehen will, so eile man um sich zu entfernen, und öffne Thüren und Fenster, damit sich dieser tödtende Dunst verziehe, ehe man sich wieder einem solchen Zimmer nahet.

Wenn

Wenn der Most in vollem Gähren ist, so bemerkt man, daß alle gröbere Theile, die von den Trauben noch darin geblieben waren, als Kerne, Stückchen von denen Hülsen rc. bey der innern Bewegung mit fortgerissen werden, die Luftblasen, welche sich dann festsetzen, machen sie leichter und ziehen sie also, da sie hierdurch leichter geworden, mit sich in die Höhe auf die Oberfläche, wo sie nebst den Blasen und andern fremdartigen Theilen, einen Schaum oder lockere schwammichte Rinde bilden, welche die ganze Oberfläche des gährenden Mostes in dem Gefäße bedecket. So wie die Gährung fortdauert, erhebt sich auch diese Rinde, die um der sich entwickelnden Luft den Ausgang zu gestatten, Risse bekömmt, worauf sie sich wieder zusammen begiebt.

Diese Wirkungen dauern so lange fort, bis sie bey nachlassender Gährung nach und nach aufhören. Die vorbenannte Rinde, die alsdenn durch nichts mehr auf der Oberfläche zurückgehalten wird, zertheilet sich, wenn sie nicht sehr dicke ist, in verschiedene Stücke, welche entweder in der Feuchtigkeit zu Boden sinken, oder auf der Oberfläche schwimmend bleiben, je nach dem sie leichter oder schwerer sind, als der Wein, der durch diese Gährung erzeugt worden. Alsdenn entbindet sich auch keine von der vorerwähnten tödtenden Luft mehr, und ein Licht, wenn man es nahe auf der Oberfläche hält, gehet nicht mehr aus. Dieses ist denn der Zeitpunkt, den man in Acht nehmen muß, um die wirkliche Gährung zu beendigen, wenn man einen guten edlen und geistreichen Wein erhalten will. Selbiges kann nun auf keine andere Weise geschehen, als daß man den Wein sogleich auf andere Gefäße abziehet, welche man ganz damit anfüllet, sodann gut verstopfet und in einen kühlen Keller oder andern schicklichen kühlern Ort bringen muß, als derjenige gewesen, worin die Gährung des Weines angestellt worden.

Dieser nun fertige Wein unterscheidet sich in allen Stücken sehr von dem ungegohrnen trüben Moste. Er hat nicht mehr den zuckerartigen und süßen Geschmack, sondern sein jetziger Geschmack ist zwar angenehm; allein von einer ganz andern Art. Er hat etwas Höheres und lieblicher Stechendes an sich. Der Most bewirkte den Trinkern desselben Laxiren, der nun fertige Wein aber thut das nicht, sondern steigt in den Kopf und verursacht, in Uebermaaß genommen, Trunkenheit, schüttet man ihn aber in die Blase und destillirt ihn, so erhält man einen schönen und reinen Spiritus, wovon vorher in dem Moste nichts enthalten war.

Je mehr ein Wein von diesem Geiste oder so bekannten Spiritus besitzt, desto besser und haltbarer ist er auch. Je reifer und besser die Trauben sind, jemehr eines solchen Spiritus erzeugt sich bey der Gährung des Mostes hiervon, folglich desto besser geräth auch der Wein. Je unreifer oder wäßriger, oder schlechter die Arten der Weintrauben, desto langsamer fängt die Gährung des Mostes davon an, desto weniger Spiritus wird darin erzeuget, folglich fällt auch nach Verhältniß der Wein desto schlechter davon aus. Es ist sehr natürlich, daß wenn in zwölf bis acht und vierzig Stunden die Weingährung beendigt wird, nicht so viel Weingeist verloren gehen oder verfliegen kann, als wenn selbige vier bis fünf Tage dauert.

Wenn in Frankreich der Wein einer oder anderer Ursachen wegen nicht recht reif werden will, und der Most nur langsam zur Gährung gebracht werden kann, wovon also nur schlechter Wein zu erwarten ist, so hat man zur Abhelfung dieses Uebels allerley vergebliche Mittel versucht, bis endlich Herr Maupin eine Methode erfunden, diesem Fehler auf eine sichere Weise und ohne viele Kosten abzuhelfen.

Sein Mittel bestehet darin, daß er den Most von unreifen und wäßrigen Weintrauben durch das Sieden und Abrauchen verstärkt, um ihn in eine geschwindere, lebhaftere und vollkommenere Gährung zu bringen, indem er einen Theil des Mostes in einem Kessel erhitzt, und selbigen sedend durch einen langhalsigten Trichter auf den Boden des Gefäßes, worin der übrige Most enthalten, bringet, dann das Faß mit Decken belegt, und an dem Orte, wo die Gährung erfolgt, durch Oefen einen genugsam starken Grad von Wärme unterhält. Die Erfahrung hat den Herrn Maupin, und andere, die es nachgemacht, gelehret, daß man die Weine vermittelst dieses Handgriffes, beträchlich verbessern könne.

Hier in unsern kälteren Gegenden trifft es sich so äußerst oft, daß der Wein nicht die gehörige Reife erhält, und weil dadurch sowohl, alle erwähnte Hindernisse bey der Gährung, als auch, daß wir nur schlechte herbe und andere dergleichen Weinsorten anbauen, entstehen, so ist es billig, allen denen, die Weinberge besitzen oder den Weinbau betreiben und von dem Ueberfluß Weine verfertigen, anzurathen, diese angegebene leichte Methode den Wein zu verbessern, zu befolgen, die Bemühung muß sich hundertfältig, durch den bessern Wein, den man auf diese Weise erhält, belohnen.

Man hat auch schon, wenn der Most allzusauer gewesen, und es ihm folglich an dem zur Gährung so nöthigen zuckerartigen Bestandtheil gefehlet, demselben etwas Honig beygemischt, um diesen zu ersetzen. Der Versuch hat ebenfalls guten Erfolg gehabt, und der Wein ist recht schön geworden, ohne daß man den geringsten Geschmack vom Honige darin bemerkt hat, als welcher durch die Gährung, wie es auch nicht anders sein kann, ganz und gar vertilgt worden.

In manchen heißen Ländern, als Spanien, Italien, Griechenland rc. wo der Wein gewiß seine gehörige Reife erhält, läßt man demungeachtet doch den Most vor der Gährung alle zusammen oder auch nur zum Theil einkochen, und da durch die darauf folgende Weingährung nicht alle die zuckerartigen Bestandtheile zersetzt werden, so rühret davon die ungemeine Süßigkeit der Weine aus diesen Ländern her.

Wenn man die Gährung unterbricht und ihr nicht so viel Zeit läßt, daß sie alle Grade derselben durchgehen kann, so bleibt eine gewisse Menge von Theilen in dem Wein, welche noch nicht zersetzt worden sind, wenn man einen solchen Wein in Flaschen oder andere Gefäße füllet, worin man ihn aufbewahren will, so gerathen sie öfters von neuen in Gährung, die um so viel mehr und eher sich äußert, je früher man die erste Gährung unterbrochen hatte, sie zerbrechen und zerschlagen alsdann alle Gefäße, wofern die sich darin entwickelte Luft keinen Ausgang findet. Alle moußirende oder schäumende Weine, als der Champagner und andere mehr, dienen zum Beyspiele, als welche ihre sprudelnde Eigenschaft davon erhalten haben, daß bey ihrer Verfertigung sie nicht die ganze Gährung, sondern nur bis zu einem gewissen Grad durchgegangen und alsdann darin unterbrochen worden.

Diese Eigenschaft gedachter Weine rühret davon her, daß eine große Menge Luft, welche während dieser unterdrückten Gährung, welche die Weine in den fest zugemachten Gefässen erlitten haben, entwickelt worden ist, und da diese sich nicht so, wie sie sich entbunden, zerstreuen können, sich deshalb nach und nach zwischen die Theile des Weines gesetzt, mit denen sie ohnehin in eine Art von halber Verbindung oder Zusammenhang, wie bey den mineralischen Wässern, stehet, so bringt sie auch grade die nehmliche Wirkung hervor, wenn sie aber einmal von dem Weine abgeschieden, oder verflogen ist, so schäumet er auch nicht mehr und sein angenehmer, lebhafter, stechende Geschmack gehet verlohren, er wird weit milder, fade und schaal.

Diese Weine sind gewissermaaßen nicht schlecht und man ertheilet diese Eigenschaften manchen Weinen mit Fleiß, aber wohl mehr zur Befriedigung des Geschmacks der Liebhaber, als aus andern Absichten.

Sobald die Gährung des Weins beendigt ist, wird er in den Fäßern abgezogen und in den Keller aufs Lager gebracht, man wählet dazu lieber große als kleine Fäßer, weil in den erstern der Wein nicht so sehr einzehret, als in den kleinen und weil zweitens der Wein auch kräftiger und stärker wird. Ehe man aber den Wein in den Keller bringt, muß der-

selbe

selbe aufs beste gereinigt und in Ordnung gebracht seyn, die Lager fest und gerade gelegt, damit der Wein, wenn er darauf liegt, in Ruhe bleiben kann, denn jede Bewegung ist ihm alsdann nachtheilig, sogar die geringste Erschütterung, wenn Wagens vor den Keller vorbeyfahren und dieser an der Straße gelegen ist.

Alle Fäßer, worin der Wein gefüllt werden soll, müssen zuvor fest gebunden und durchgesehen werden, ob sie dauerhaft und nicht leck sind, und wenn das nicht ist, mit der größten Sorgfalt gereinigt werden, widrigenfalls der Wein nicht allein einen schlechten Geschmack annehmen, sondern auch wohl gar verderben würde, und sollte es nicht möglich seyn, alle fremde Dinge herauszubringen, so lasse man lieber den Boden ausnehmen und reinige alsdann das Faß, wornach der Boden leicht wieder eingesetzt werden kann. Gleichfalls müssen Kannen, Trichter, Maaße ꝛc. überhaupt alle Geräthschaften, so man gebraucht, aufs sorgfältigste gereinigt werden.

Die Fäßer können zuerst mit kaltem Wasser ausgespület und dann mit heißem kochenden Salzwasser ausgebrühet werden. Wenn das Salzwasser darin erkaltet, läßt man es auslaufen und gießt etwas gekochten Most hinein, der so lange darin bleiben kann, bis der Wein selbst eingefüllet wird. Befindet sich aber, daß die Fäßer schimmlicht oder stinkend geworden wären, so taugen sie gar nicht mehr zum Weine, und wenn man bey dem Reinigen sich noch so viel Mühe giebt, so würde man doch Gefahr laufen, daß aller Wein verdürbe.

Beym Fortbringen des Weins aus dem Zimmer, worin er gegohren, lasse man die Fäßer nicht ganz voll füllen, damit noch etwas Luft darin übrig bleibe, sonst können die Fäßer leicht zersprengt werden.

Die Gährung gehet nun in diesen Fäßern noch immer langsam fort, jedoch wie schon gesagt, in großen mit besserm Erfolg, als in kleinern, und der Wein gewinnet in erstern mehr an seiner Güte.

Sobald die Fässer insgesammt am gehörigen Orte in den Keller gebracht worden, füllet man sie mit dem übrigen Weine aus dem Kuffen noch bis an das Spunt voll, und verstopfet selbiges sogleich mit Weinblättern.

Wenn diese Keller die gehörige Beschaffenheit zur Bewahrung und Erhaltung des Weines haben sollen, so müssen sie weder zu tief, noch zu trocken, und das Gewölbe nicht zu hoch seyn. Am besten ist es, wenn die Kellerlöcher gegen Mitternacht liegen und die Sonnenstrahlen nicht in den Keller eindringen können, damit denn aber doch das Licht nicht ganz und gar abgehalten werde, so müssen sie mit Fenstern versehen seyn, und zwar so, daß das Licht von oben herab schief einfalle.

Sind Keller einige Zeit verschlossen gewesen, so erzeugen sich leicht allerley schädliche Dünste, sowohl für Menschen, als auch hier in Absicht des Weines, daher veranstalte man, daß durch angebrachte gemäßigte Luftzüge diese Dünste von Zeit zu Zeit fortgeschaft werden.

In

In den Kellern läßt man nun den Wein so lange liegen, bis es Zeit ist, denselben abzustechen oder auf andere Fäßer zu bringen, bis dahin aber muß man die Fässer, so oft sich von den Wein etwas eingezogen und dadurch ein leerer Raum entstanden, öfters mit eben dem Weine, wovon man sich stets einen Vorrath halten muß, wieder voll machen. Es ereignet sich zuweilen, daß auf dem Weine in den leeren Raum im Faße sich Kahm oben auf erzeuget hat, der, wenn er nicht fortgeschaft wird, den Wein bald verdirbt. Sobald man also, wenn das Spunt herausgezogen worden, dieses bemerket, so gieße man so viel Wein in das Faß, bis es wieder ganz voll ist, da sich aber doch noch viel Luft unter den Stäben, so wie auch der Kahm gerne ansetzt, so darf man nur oben auf den Stäben um das Spuntloch herum, als auch an den beiden Böden des Fasses mit einem hölzernen Hammer oder andern Instrumente schlagen, so wird sich diese verhaltene Luft und der Kahm bald oben zum Spuntloche herauf begeben, und mit einem reinen Tuche abgenommen werden können. Das Spuntloch selbst wird alsdann rund herum mit dem Tuche recht sauber abgetrocknet und mit einem andern reinen ausgewaschnen, trocknen Lappen und frischem reinen Spunte bis zum nächsten Auffüllen verschlossen.

Wenn der Wein in Gährung stehet, wird er sehr trübe und undurchsichtig, sobald aber der Weingeist sich zu erzeugen anfängt, so schlägt sich dieses trübe Wesen zu Boden. Dieser Bodensatz bestehet aus einer schleimigten Materie, vielem Weinsteine und andern dem Weine fremden Substanzen, welche alle auf diese Weise abgesondert werden. Da nun bey dem Abziehen des Weines noch vieler Wein mit denselben vermischt zurückbleibt, so hat er davon eine gallert-ähnliche Consistenz. Diesen Bodensatz darf man nicht wegwerfen, weil er entweder durch eine gehörige Behandlung sehr gut zum Weinessig gebraucht werden kann, oder man wirft ihn in eine Blase, ziehet den darin enthaltenen Weingeist davon ab, das in der Blase zurückbleibende kann man hernach trocknen, verbrennen und aus der Asche desselben ein sehr reines vortrefliches alkalisches Salz, das der gemeinen Pottasche seiner Reinigkeit wegen weit vorzuziehen, mit Wasser davon auslaugen und hernach bis zur Trockne einkochen.

Wenn die eigentliche Weingährung des Mostes schon beendigt ist und der Wein bereits in Fäßern in den Kellern liegt, so dauert eine minder merklichere oder stille Gährung doch noch immer fort, die sich besonders bey den ganz jungen Weinen noch am mehresten äußert, daher denn noch viel Weinstein und Hefen abgesetzt werden, wodurch der Wein nach der ersten Gährung noch vielen Veränderungen unterworfen ist. Dahin gehöret:

1) daß sie leicht sauer werden; dieses rühret theils von dem noch dabey befindlichen Weinsteine, theils davon her, daß die Keller nicht kühle genug sind, so daß die Weine leicht in die Essiggährung übertreten können. Man erkennet dieses zum Theil schon an den Fässern, wenn sie beständig trocken sind. Dieses Uebel pflegen manche

manche durch den höchst gefährlichen Zusatz von Silber= oder Bleyglätte abzuhelfen, welches aber höchst strafbar, der Gesundheit äußerst schädlich und so gut als ein Zusatz von Gift betrachtet werden kann, deswegen es auch hier nicht als zur Nachahmung, sondern vielmehr zur Warnung angezeiget ist. Dagegen bedienen sich andere des Zusatzes von Kalk, Kreide oder Austerschalen, die in diesem Falle ganz unschädliche Mittel sind, deren man sich bedienen kann, so lange der Wein erst anfängt sauer zu werden, ist die Essig=gährung aber schon zu weit gegangen, so sind selbige auch nicht mehr zureichend und zur Wie=derherstellung des Weines keine Hoffnung.

2) Haben besonders die jungen Weine eine große Neigung schaal oder abschmeckend zu werden. Dieser Fehler ist dem Mangel des gehörigen An=theils von geistigen oder spirituösen Theilen, den der Wein haben muß, zuzuschreiben, den er ent=weder bey der Gährung nicht erhalten, oder der gelegentlich entflohen ist.

An den Außenseiten der Fässer ist dieses Uebel schon zu bemerken, indem die Fugen der Dauben beständig naß und mit Schimmel be=deckt sind. Inzwischen kann hier das fehlende geistige Wesen schwerlich ersetzt werden, und bey solchen abgestandenen, schwachen Weinen läßt sich so leicht keine Verbesserung anbringen, nur zuweilen gelingt es, wenn man den Wein auf=brennt, ihm etwas gekochten Most oder andere dergleichen Süßigkeiten zusetzt und in sehr tiefe

Keller bringt. Dergleichen Zusätze sind zum Beyspiel, wenn man solchen Wein, der zu viel Geist und veste Luft verlohren, mit gefrornem Wein oder dergleichen Dingen, woraus sich die verlorne Theile wieder entwickeln, vermischt, als ein Absud von großen Rosinen, oder eines Saftes von Wein, Zucker und dergleichen, oder man läßt den Wein auf Hefen von einem andern Wein ab, die stärker und kräftiger sind, als seine eigene; das Faß aber, worin man einen solchen Wein herüberziehet, muß wohl mit Wasser und nachher mit Branntwein ausgespühlet, oder mit Muskatennuß, die in Branntwein eingeweicht sind, ausgeräuchert werden.

3) Ein anderer Fehler ist das Kahmigwerden der Weine; dieses kann, wenn die Fässer gehörig aufgefüllt und rein gehalten werden, nicht entstehen. Der Wein, so wie er in den Fässern liegt, zehret beständig ein, dadurch entstehet ein leerer Raum, den die Luft einnimmt, wird dem durch erforderliches Auffüllen, wie schon vorhin gesagt, nicht zur rechten Zeit abgeholfen, so entstehet oben auf der Oberfläche des Weines der Kahm, welcher als ein Vorbote des Umschlagens desselben anzusehen ist, wofern er nicht getilgt und verhindert wird.

4) Trägt es sich auch wohl zu, daß der Wein zähe, dick und schleimigt oder vielmehr lang wird, so daß er öfters, wenn man ihn aus einem Gefäße in das andere gießt, gleichsam einen langen Faden ziehet. Dieser Fehler hat oft in

der

der Mischung des Weines selbst seinen Grund, am mehresten aber wohl, wenn er nicht recht ausgegohren hat, denn alsdann bleiben noch viele unzersetzte schleimigte Theile darin zurück, die sich nicht eher, als wenn der Wein schon in den Fässern liegt, durch die nachfolgende unmerkliche Gährung ausscheiden, und welches oft durch die Wärme der Keller noch befördert werden kann. Zuweilen läßt sich der Schade dadurch abhelfen, wenn man den Wein von neuen in eine Gährung bringt, oder das Faß ein paar Tage an die freye Luft bringt; erlangt man hierdurch nicht seinen Zweck, daß der Wein wieder hergestellt werde, so sind wohl alle übrige Versuche vergebens und der Wein als ganz verdorben anzusehen.

Trägt sich der Unfall beym Weine zu, der in Bouteillen ist, so kann man von irgend einer Säure, z. B. Zitronensaft, ein paar Tropfen hineintröpfeln, wieder fest verpfropfen und die Bouteillen wieder in den Keller bringen.

Dieses wären demnach die vornehmsten und gewöhnlichsten Unfälle, die den Wein betreffen können und welche man als Krankheiten desselben ansehen kann, wie auch die Mittel, so man dagegen, wenn sich die Fälle treffen, anwenden kann. Wenn man nun schon hierdurch alle benannte Fehler abzuhelfen im Stande wäre, so bleibt es doch dem Weine immer höchst nachtheilig, wenn ihn irgend ein oder der andere betroffen hat; es ist daher besser, allen Fleiß anzuwenden, solches zu verhüten, wenn man seine Weine in gutem Stande erhalten will.

Das erste und nothwendigste Vorbauungsmittel dagegen ist das Abstechen des Weines, das ist, daß man ihn aus dem Faße, in dem er seit der Gährung gelegen, wieder in einem andern klar abziehe, dadurch befreiet man ihn von dem abgeschiedenen Weinstein, der das Sauerwerden befördert und von den sich abgeschiedenen und zu Boden gesetzten Hefen, die im nächsten Frühjahre Anlaß zu einer neuen Gährung geben, und überhaupt wird der Wein dadurch heller an Farbe, klarer und lieblicher.

Das Abstechen nimmt man gewöhnlich im März an einem stillen, hellen und nicht warmen Tage vor, soll er aber bald und wie einige es haben wollen, schon im ersten Jahre trinkbar seyn, so sticht man ihm wohl schon nach vier Wochen, nachdem man ihn in den Keller gebracht hat, ab und wiederhohlt dasselbe im Januar und Februar nochmals.

Die in dem Faße zurückbleibende Hefen, oder das Trübe bringet man alles in ein anderes Faß, läßt es sich darin setzen, und zapfet nach einiger Zeit das Klare davon ab, oder man gießt es alles in einen flanellenen Beutel, damit das Klare dadurch ablaufen kann, das dicke aber oder die Druse, so alsdann zurückbleiben können, noch ausgepreßt werden.

Die Weine sind bald stärker, bald schwächer und müssen daher auch verschiedentlich behandelt werden, durch das öftere Abziehen werden sie lieblicher am Geschmack, sie werden aber dafür auch schwächer davon, und die rothen Weine verlieren an ihrer Farbe, je älter aber die Weine werden, desto seltener darf man sie abziehen.

Damit

Damit bey dem Abstechen oder Ablassen des Weines desto weniger Weingeist verlohren gehe, so bedienet man sich des Blasebalgs und des Schlauchs, deren Beschreibung ich hier, da es ganz bekannte Dinge sind, füglich weglassen zu können glaube. Ehe man aber damit den Anfang macht, thut man wohl, zuvor den Wein etwas aufzubrennen und zwar auf diese Weise, das man nach eröffnetem Spuntloche einen Fuß hoch davon etwas Schwefel anzündet und so brennend nach und nach immer näher an dasselbe heranbringet.

Die Fässer, in welchen der Wein bewahret wird, müssen alle von Eichenholz und stark oder gar mit eisernen Reifen gebunden seyn, und könnten wohl um das Ausdünsten noch mehr zu verhindern, mit Oelfarbe angestrichen seyn. Sie müssen, es mag Most oder Wein darin kommen, jederzeit sehr rein und mit Schwefel eingebrannt seyn.

Durch solches Schwefeln oder Aufbrennen, wird die Luft in den Faße von dem Schwefeldampfe gereinigt, daß der Wein so leicht nicht ins Verderben gerathen kann, und besonders alle fernere Gährung verhindert. Das Schwefeln oder Aufbrennen selbst wird auf folgende Weise verrichtet. Entweder man sticht leinene Läppchens, die durch geschmolzenen Schwefel gezogen und wieder erkaltet, von ein bis zwey Quadratzoll groß nach Verhältniß der Größe des Fasses, sticht sie an einem eisernen Drath, der mit einem Ende an einem hölzernen Spunde befestigt, am andern aber wie ein kleiner Hacken gleich einem Angelhacken umgebogen, zündet das Schwefelläpchen an einem Lichte an und sticht es, vermittelst des Drathes, brennend so weit in das Faß, daß das Spunt das Spuntloch völlig verschließt, und läßt es so ausbrennen, oder man kehret die rein gemachten und ausgebrühten Fässer unter sich und zündet Schwefelspäne, oder Schwefelfäden an und hält sie so lange in dem Fasse, bis sie verbrannt sind, in beiden Fällen verstopft man die Fässer sogleich, damit der Schwefeldampf alle darin bleibe. Dieses Schwefeln wendet man nicht allein bey neuen Fässern an, sondern auch bey denjenigen, wovon der Wein abgezogen.

Es ist bey dem Schwefeln nicht einerley, was für einen Schwefeleinschlag man dazu nehme, einer hat den Vorzug vor dem andern, da immer fast durchgehends der in Frankfurt am Mayn gebräuchliche für den besten gehalten wird, so will ich ihn hier hersetzen.

1 Pfund Schwefel
4 Loth Zimmet
2 — Gewürznägelein
2 — Cardamom
2 — Annies
1 — Ingver
1 — Weihrauch
1 — Muscatenblüthe
1 — Muscatennüße
1 — Zitwerwurzel
1 — langen Pfeffer.

Wenn man zuvor den Schwefel über gelindem Feuer mit Vorsicht hat zergehen lassen, dann schüttet man die übrigen Sachen wohl gestoßen hinein und

ziehet

ziehet länglicht geschnittene Parchentläppchen durch, damit sich der Schwefel ꝛc. daran ansetzen könne. Diese läßt man erkalten, so sind sie fertig.

Außerdem aber sind wegen des Schwefelns noch folgende Bemerkungen zu machen, als:

1) Weine die bald getrunken werden sollen, müssen nach dem letztern Ablaß nicht geschwefelt werdeu.

2) Weine die eine Neigung haben leicht sauer und schaal zu werden, als die jungen und wäßrigen Weine, erfordern mehr geschwefelt zu werden, als die alten und süßen.

3) Wenn rothe Weine nicht durch andere vegetabilische Dinge gefärbt sind, so ist der Schwefeldampf dessen Farbe keinesweges nachtheilig, wenn nur nicht Tropfen von dem brennenden Schwefel oder Kohlen von dem Schwefellappen in den Wein fallen, als wovon er einen braunstigen, schweflichten Geschmack erhält.

4) Viele, aber die mehreste Unerfahrne, wenn sie etwas am Weine tadeln wollen, klagen, daß er zu viel geschwefelt und daher der Gesundheit sehr nachtheilig sey; diese Leute haben was gehört, wissen aber nicht worin eigentlich der Fehler steckt, wird der Wein bey dem letztern Abziehen sehr geschwefelt und darnach gleich getrunken, so haben sie wohl recht, denn alsdenn erhitzt ein solcher Wein das Blut und verursacht Schwindel, hingegen ist der geschwefelte Wein gar nicht, wenn er nach dem Aufbrennen schon einige Zeit gelegen oder hier bey Nr. 1. gesagt nur nach dem letztern Ablaß nicht geschwefelt worden.

5) Um aber auszufinden, ob auch das letztere nicht beobachtet worden und der Wein zu viel geschwefelt sey, so kann man solches durch verschiedene Proben leicht erfahren, unter andern ist dieses eine der sichersten und geschwindesten Mittel zu erkennen, ob ein Wein zu stark geschwefelt sey, wenn man etwas davon in ein Weinglas gießt und ein Stück recht sehr rein polirtes Silber, als einen Theelöffel oder sonst was, eine kurze Zeit darin legt, hat der Wein zu viel Schwefel, so wird das Silber schwarz anlaufen, wo nicht, so bleibt es rein und der Wein kann ohne Bedenken und ohne Schaden getrunken werden.

So viel von der Verfertigung des Weines überhaupt, bis dahin, daß er trinkbar ist. Ich glaube alle dabey vorkommende Arbeiten deutlich genug beschrieben zu haben, daß jeder sich hinlängliche Begriffe davon wird machen können, demnach will ich damit schließen und nur noch einige wenige allgemeine Bemerkungen zufügen, alsdann aber weiter fortfahren.

Zu einigen Jahreszeiten äußert der Wein mehr Neigung zu Sauerwerden, als zu andern, und diese trifft sich im März und Johanni, und im Erndte- und Herbstmonat, daher muß um diese Zeit die warme Luft so viel als möglich von den Kellern, und besonders von der unmittelbaren Berührung des Weines selbst abgehalten werden, deshalb muß man den Wein nie um diese Zeit ablassen.

Der rothe Wein verlieret zuweilen seine Farbe und dieses rühret öfters von dem zu vielen Abziehen her, daher dasselbe nicht ohne Nothdurft zu oft geschehen muß.

Wenn

Wenn man sich selbst Wein von andern Orten kommen läßt, oder Wein verschicken will, so müssen allezeit starke und dauerhafte Fässer dazu genommen, und wo Bände daran fehlen oder schadhaft sind, neue darum gelegt werden. Ferner müssen die Fässer durchaus voll und nicht die geringste Luft darin seyn, auch sowohl der Wein, als die Fässer, ehe sie gefüllt, beyde gebrannt werden. Ist es möglich, so ist es allezeit besser, den Wein bey kühler als warmer Jahreszeit zu versenden.

Es ist schon bemerkt worden, daß die schlechten wäßrigen oder herben und nicht recht reifen Weine durch Zusatz von gekochten oder gefrornen Moste, bey der Gährung, aufgeholfen und ungemein verbessert werden könnten. Ein gleiches läßt sich auch dadurch bewirken, wenn man große Rosinen oder getrocknete Trauben, ferner kleine Rosinen oder eigentlich Zibeben, Zucker, Honig oder andere recht süße Säfte dem Moste noch ehe er zur Gährung gebracht wird, zusetzet, damit aber diese Zusätze mit dem Moste in gleichen Graden bey der Gährung fortgehen, und nicht mit den andern zuvorkomme, wodurch der ganze Endzweck verfehlt würde, so ist es besser die Gährung in diesem Falle nur ganz langsam fortgehen zu lassen, weshalb der Most bald in die Fässer gebracht werden kann, worin man ihn unter sich gähren lassen muß.

Alles dasjenige, was bis hieher von der Entstehung und Verfertigung der Weine gesagt worden, betrifft hauptsächlich unsere eigene oder so genannte Landweine, indessen kann es auch gewissermaßen auf alle übrige Weine angewandt werden, sie mögen kommen, aus welchem Lande sie wollen. Ich wünsche, daß die Mittel, so ich angezeigt, wodurch unsere Landweine gewiß so weit veredelt werden könnten, daß sie manche fremden Weinen nichts nachgeben, bey Hausmüttern, die selbst Besitzer von Weinbergen sind, angewandt werden möchten, der schon zum woraus einzusehende Nutzen, würde sie gleich in den ersten Jahren von den Vortheilen und der Wichtigkeit desselben überzeugen. So lange aber noch alte Vorurtheile herrschen, und man am Alten hängen bleiben will, darf man wohl nicht viel hoffen.

Dieses ist denn auch wohl die vorzüglichste Ursach, warum unser hiesiger Landwein so schlecht ist und noch lange Zeit bleiben wird, daß er daher so wenig und nur hier und da von armen Leuten, aber nirgend vom Mittelstande zum Trinken geachtet, sondern nur zum Kochen und Essigbrauen angewandt wird, dagegen aber die fremden Weine allgemein vorgezogen werden; es muß demnach nicht mißfallen, und ist für eine Hausmutter höchst nöthig, einige Kenntnisse von den fremden Weinen, deren Güte, Erhaltung und Behandlung zu haben, besonders da so oft bey dem Trinken derselben darüber gesprochen wird, wo sie her sind rc.

In der Wirthschaft sich selbst seinen Wein auf ein oder mehrere Jahre zu verschreiben, ist nicht anzurathen, wenn man denselben nicht gehörig zu behandeln und zu erhalten weiß; wer das letztere aber verstehet, wird immer Vortheile, es sey in Absicht der Güte, oder der Geldausgaben, dabey finden, nur muß man auch seine gute und böse Eigenschaften zu beurtheilen, und wenn sie Schaden genommen, sie wieder herzustellen, wissen.

Wenn

Wenn man den Ort erfahren, woher man diejenigen Sorten Wein, die man haben will, mit Vortheil verschreiben kann, so suche man daselbst mit einem ehrlichen Manne bekannt zu werden, der die Besorgung über sich nehme und den Wein auf dem geschwindesten und wohlfeilsten Wege, mit aller nöthigen Vorsicht übersende.

Wer nun untersuchen will, ob der Wein, den man erhalten hat, gut sey, muß bey dem Probieren auf folgende Eigenschaften, die ein guter Wein haben muß, merken. Er soll:

1) Wohl ausgegohren,
2) Nicht allzu jung,
3) Dem Ansehn nach klar,
4) Der Consistenz nach, nicht dicke, auch nicht zu dünne, wie Wasser;
5) Angenehm, kräftig und stärkend von Geruch;
6) Desgleichen an Geschmack seyn, dergestalt, daß wenn man ihn eine Weile lang im Munde behält, solcher eine gelinde Zusammenziehung auf der Zunge hinterlasse, und auch wohl in der Nase reitze; dabey
7) Nicht sauer noch herbe, nicht schaal oder matt, vielweniger nach Schwefel, nach dem Fasse, oder nach sonst ihm fremden Dingen schmecken.
8) Beym Einschenken muß er fein frisch kribeln, und ein kleines Geräusch machen, jedoch so, daß die kleinen Bläschen bald verschwinden und endlich
9) Muß er eine mäßige Stärke haben und geistig seyn.

In Absicht der Gesundheit aber muß er, wenn er mäßig getrunken wird:

1) In der folgenden Nacht gelinden Schweiß erwecken;
2) Geschwinde durch die Nieren gehen;
3) Den nächstfolgenden Tag gelinde offenen Leib verursachen;
4) Weder Kopfschmerzen noch Schwere in den Gliedern zuwege bringen;
5) Appetit erregen, und
6) Die Verdauung befördern.

Man könnte alle Weine nach ihrem Geschmack, Farbe ꝛc. eintheilen, allein dieses würde ohne Verwirrung nicht abgehen und auch keinen Nutzen schaffen, es kann diese Eintheilung demnach füglich übergangen werden.

Wenn man seinen von Auswärts verschriebenen Wein im Hause erhalten hat, so muß er sobald als möglich in den Keller auf das Lager gebracht und aufgefüllt werden, wo er so lange ruhig liegen bleibt, bis er ganz klar ist und abgezogen werden kann. Unterdessen aber, daß er so ruhig liegt, muß man ihn so oft es die Noth erfodert, auffüllen und das Faß mit einem reinen Spunde und Lappen wieder zuschlagen, so wie schon vorhin gelehrt worden. So bald der Wein klar ist, kann man ihn denn auf reinen Bouteillen, oder in einem andern reinen und geschwefelten Fasse abziehen, jedoch ist es immer besser, daß ehe der Wein in Bouteillen abgezogen wird, daß man ihn noch in einem andern Fasse erst recht ausliegen und klar werden lasse.

Ist der Wein, den man bekommen, schön, hat er vollkommen gegohren und ist er übrigens gut behandelt worden, so kläret er sich mit der Zeit von selbst auf; ist aber das Gegentheil geschehen, oder der Wein, um ihn zu verbessern oder zu verfälschen noch mit andern Dingen versetzt worden, wegen welcher Ursachen er von neuem zu gähren angefangen hat und trübe geworden, da kann er sich schwerlich von selbst hellen, vielmehr gehet die von neuem entstandene innere Gährung so lange fort, bis er ganz und gar verdorben ist; in solchem Falle muß man ihm dann zu Hülfe kommen, und die Gährung zu verhindern suchen. Dieses geschiehet durch verschiedene Mittel und Wege, oder überhaupt durch das sogenannte Schönen des Weines, da man ihn von solchen fremden Dingen, es sey durch Durchseihen, Niederschlagen oder Abziehen desselben, befreyet.

Von dem Abziehen ist schon das nöthige vorhin gesagt worden. Das Durchseihen durch Papier, wollne Tücher, Filz und dergl. mehr, findet nur bey wenigen Weinen statt, weil sonst gar zu viel und vornehmlich von den geistigen Theilen würde verloren gehen, daher das Niederschlagen das beste Mittel ist, so bald die Menge des Weins ansehnlich ist, die klar gemacht werden solle, welches aber, wie oben gezeiget worden, nur bey schlechten Weinen statt findet, weil sich die guten von selbst helfen.

Die Weinhändler bedienen sich sehr verschiedener Mittel ihre Weine klar zu machen, von welchen manche sehr schädlich und unnütz sind. Sie alle anzuführen, glaube ich eine unnütze Arbeit zu thun, besonders da ich nicht für sie, sondern für Hausmütter schreibe und weiß, daß ein oder ein paar von denselben hinreichend seyn werden, die Sache zu erklären und alles damit auszurichten. Die mehresten klebrichten, leimartigen Körper, ingleichen Bolarerden und gebrannter Allaun, geröstet Salz, Milch, gebrannter Marmor, Eyer ꝛc. werden dazu angewandt, jedoch sind die Hausenblase, Gummiarabicum, Eyer und Milch die allergewöhnlichsten.

1) Die Hausenblase, die man dazu nehmen will, muß weiß, helle und durchsichtig seyn, diese wird dann auf folgende Weise zubereitet: Man zerschlägt sie zuerst mit einem Hammer, bis sie sich zerblättert, alsdann zerreißt man sie mit den Fingern so klein als möglich, und zerschneidet sie mit einer Scheere wohl noch kleiner, damit die Auflösung desto schneller erfolge. Hierauf weicht man sie etwa vier und zwanzig Stunden lang in warmen Wasser ein, in welcher Zeit sie darin sich auflöst, alsdann vermischt man sie mit eben dem Wein, den man klar machen will und rühret beydes zusammen so lange um, bis es fast zu Schaum wird. Hernach wird dieses schäumende Gemische von Wein und Hausenblase unter den Wein ins Faß geschüttet und alles zusammen heftig mit einem Stocke so lange durcheinander geschlagen, bis der Wein zu schäumen anfängt, worauf man das Faß zumacht und so lange ruhig liegen läßt, bis sich die Hausenblase mit allen fremden Dingen, die den Wein trübe machten, zu Boden gesetzt hat und der Wein völlig klar geworden.

2) Das Gummiarabicum ist eben so gut und verrichtet die nehmlichen Dienste als die Hausenblase.

Man

Man verfährt damit folgendergestalt. Drey bis vier Loth (als so viel zu einem Oxthoft ohngefähr nöthig sind) von den besten auserlesensten Gummi arabicum oder Gummi senegal werden zu recht sehr feinem Pulver gestoßen und gesiebet, daß es so fein als Mehl sey. Alsdann hebt man, wenn das Faß voll ist, drey bis vier Quart Wein aus dem Faße heraus, damit eine Oberfläche entstehe, worauf sich hernach der gestoßene Gummi verbreiten könne, ist aber das Faß nicht voll, so ist dieses Ausheben nicht nöthig. Hierauf schüttet man den gestoßenen Gummi langsam und sachte hinein, rühret die Oberfläche des Weins gemächlich im Kreise herum, damit der oben aufschwimmende Gummi sich überall verbreite, drücke das Spunt ohne zu schlagen oder das Faß zu rütteln mit der Hand fest zu, und lasse es vierzehn Tage so ruhig liegen, in welcher Zeit sich der Gummi nebst allen andern fremden Dingen, zu Boden gesetzt haben wird und der Wein völlig klar geworden. Alsdann kann er in Bouteillen oder einem andern Faße, das zuvor geschwefelt worden, abgezogen werden, damit er nicht lange auf den niedergeschlagenen Hefen liege, welches ihn leicht abermals verderben könnte.

3) Zum Klären der rothen Weine gebraucht man gewöhnlich das Weiße von Eyern, mit etwas Cremor tartari vermischt.

4) Werden erdigte Mittel, dergleichen anfangs erwähnet, den Wein klar zu machen gebraucht,

 so

so müssen selbige zu feinem Pulver gestoßen unter den Wein unter beständigen Umrühren gemischt werden, allein die drey ersten Mittel, als Hausenblase, Gummi arabicum, Eyweiß und noch andere mehr sind diesem bey weitem vorzuziehen.

Die Weinhändler bedienen sich noch viel mehrerer anderer Mittel, ihre Weine zu klären, die wir aber übergehen, weil diese zu wissen bey einem Privatkeller hinlänglich sind, und alle übrige entbehrt werden können.

Wird nach dem Klären oder wenn der Wein sonst gut ist, derselbe auf Bouteillen abgezogen, so müssen diese nicht allein von allem Staube und Unreinigkeiten höchst rein, sondern auch völlig trocken seyn. Sobald die Bouteillen voll und zugestöpselt sind, läßt man sie bey dem Aufbewahren nicht stehen, sondern legt sie auf die Seite nieder; denn im ersten Falle würde der Korkstöpsel vertrocknen oder einschrumpfen und so die äußere Luft eindringen können und der Wein verderben.

Unsere gemeine Korkstöpsel haben den Fehler, daß sie von schlechtem Kork und sehr durchlöchert sind. Daher taugen sie im Grunde ganz und gar nicht zum Weine, zwar will man die Fehler dadurch, daß sie in warmes Wasser gestochen werden, oder sie in zerlassenes Harz gestochen, oder sie in Baumöhl gekocht rc. abhelfen; alle diese Mittel sind aber nicht hinreichend, den Fehler abzuwenden und manche sind dem Weine wohl noch dazu nachtheilig; das beste und unschädlichste ist noch, man schaffe sich von den besten und weiche-

weichesten Korken, die keine Löcher haben und ziemlich lang sind, an, klopfe sie vor dem Gebrauch noch etwas mit einem hölzernen Hammer, daß sie recht weich werden, und stopfe sie alsdann recht fest in die Bouteillen hinein.

Will man aber seinen Wein so viel, als nur möglich in den Bouteillen durch die Korke sichern, so ist die in Schweden erfundene Zubereitung der Korkstöpsel für den Wein und andere Dinge vorzüglich anzuempfehlen und allen andern vorzuziehen.

Man hat im Handel einen sich äußerst weich anzufühlenden Kork, der weder spröde noch brüchig ist, von diesem lasse man sich seine Weinstöpsel schneiden. Dann nehme man weißes Wachs und gleichviel ganz frisches Rindertalg, schmelze beides zusammen und tauche die Korkstöpsel hinein, lege sie hernach in ein steinernes Gefäß oder stelle sie mit dem breiten Ende auf einem eisernen Blech, mit dem man sie in einen warmen Ofen schiebet, daß sich das Wachs und Talg einziehen kann, und dieses wiederhohle man noch zum zweiten- oder auch wohl zum drittenmahle. Zuletzt werden sie alle mit einem saubern Tuche abgerieben.

Solche zubereitete Korke verstopfen die Oefnungen ungemein fest, so daß man Blase, Kitt, Pech und alle andere Sachen entbehren kann. Werden dergleichen Stöpsel fest und nicht zu tief eingedrückt, so können sie ohne Korkzieher herausgezogen und viel öfter gebraucht werden.

Die Bouteillen muß man vor dem Abziehen auch untersuchen, wie deren Oefnungen beschaffen, sind sie nicht recht rund, so nehme man sie nicht zu dem Weine, weil sie durch keinen Kork recht gut verstopft werden können.

Rothe Weine muß man nicht eher, als nach einem Jahre und darüber auf Bouteillen abziehen, damit sie Zeit haben, alle ihre Unreinigkeiten abzusetzen. Ziehet man sie zeitiger ab, so werden sie leicht sauer und trüben sich, wenn man die Bouteillen rüttelt, oder sie werden auch lang, dick wie Oehl. Diesen ihnen zugestoßenen Fehler kann man dann nicht anders verbessern, als wenn man den Wein insgesammt in ein Faß gießt, ihn in selbigem hin und her rüttelt, mit Hausenblase abkläret und so ein ganzes Jahr liegen läßt, ehe man ihn wieder auf Bouteillen abziehet.

Wenn man Wein erhält, ist es nicht genug, daß man ihn an Ort und Stelle zur Ruhe bringe, klar mache und sehe, ob es die rechte verlangte Sorte sey, sondern es muß auch untersucht werden, ob er unverfälscht und ächt sey. Darüber kann man denn nach Unterschied der Weine sehr verschiedene Versuche anstellen. Hat man mit ehrlichen Leuten zu thun, so sind Betrügereyen so leicht nicht zu erwarten, bekömmt man aber den Wein von sehr fernen Orten, so kann man nicht immer gewiß wissen, ob er stets durch die Hände ehrlicher Leute gegangen oder ob nicht schon allerley Vermischungen und Künsteleyen damit vorgenommen worden. Weinhändlern müssen eigentlich alle dergleichen Dinge bekannt seyn, damit sie sich für Schaden bewahren können, in der Wirthschaft aber, wo man sich nur mit Wein zum eigenen

Gebrauch

Gebrauch versiehet, darf man dieserhalb nur mit den vorzüglichsten Weinproben bekannt seyn, um die wenigen Weinsorten, die man sich in Vorrath hält, zu untersuchen, ob sie rein sind, oder schon gemischt worden, oder sonst andere Fehler haben.

Die Weine werden theils unter sich mit geringern oder andern Sorten Weinen, theils mit fremden unschädlichen, theils mit schädlichen Dingen vermischt. Wenn dieses aus Gewinnsucht und um die Käufer zu hintergehen geschiehet, so ist es strafbar, am allermehresten aber im letzten Falle, wo Nebenmenschen um Gesundheit und Geld zugleich gebracht werden, weshalb solche Betrügereyen auch nicht, wenn sie entdeckt werden, genug bestraft werden können.

Aus obigem erhellet, daß man auf dreyerley Dinge bey den Weinproben sehen müsse, dazu kömmt noch, daß man beym Empfang der Weine sehen muß, ob sie einen Stich, wie man zu sagen pflegt, bekommen, oder einen Ansatz zum Verderben erhalten haben. Man überzeugt sich von letzterm auf folgende Weise. Wenn der angekommene Wein auf Fässer gezogen worden, so sticht man ihn einige Zeit nachher von neuem ab und läßt die Hefen in den erstern Fässern zurück und spundet sie fest zu; diese Hefen untersucht man hernach, ob sie einen üblen Geruch oder Geschmack angenommen; ist das, so stehet man in Gefahr, daß der Wein verderbe, wofern man es nicht noch abwenden kann; sind sie aber gut geblieben, so hat man wegen des Weines, daß er verderben werde, nichts zu besorgen.

Wahre

Wahre Weinkenner erkennen schon am Geschmack der Hefen die Weine, ob sie gut sind; wer sich nun durch das Kosten derselben überführen will, der kann die Hefen auf folgende Weise vom Boden des Fasses, so viel er gebraucht, herausheben, ohne den Wein im geringsten zu rühren. Man nehme eine lange blecherne oder gläserne Röhre oder auch Fliederholz, das ausgehöhlet worden, halte das obere Ende mit dem Daumen fest zu, stelle die Röhre bis auf den Grund in dem Fasse, und ziehe alsdann ganz langsam den Daumen ab, so werden sich die Hefen in das Rohr ziehen, welches man wieder oben mit dem Daumen verschließet und herausziehet, die Hefen dann in ein Glas laufen läßt, und so auf der Zunge probieret, um daraus die Güte des Weines zu erforschen.

Wenn der Wein wirklich einen Stich bekommen, welches geschehen kann, wenn das Spunt nicht recht fest gesessen, oder ein Zwickloch nebenbey gemacht, oder der Wein unterwegens bestohlen worden und folglich Luft oder Hitze dazu gerathen. In solchem Falle will man, als das sicherste Mittel, die Beschaffenheit des Weines zu erfahren, anrathen, daß man das Faß bis zum Ueberlaufen voll mache und dann eine angekittete Röhre anbringe, woran an der obern Oefnung eine in Oehl getränkte und mit Luft gefüllte Blase angebunden sey. Von Zeit zu Zeit siehet man nach der Blase und siehet:

1) Ob sie in eben dem Zustande bleibt, wie sie angebunden, und ob sich die Luft vermehrt oder vermindert habe, ist keines von beiden geschehen, so ist oder bleibt der Wein gut.

2) Wird

2) Wird die in der Blase enthaltene Luft verzehret, so daß sie zusammenfällt, wenn man sie etwas drückt, so zeigt dieses an, daß der Wein sauer werden will;

3) dehnt sie sich aber aus und wird noch mehr mit Luft angefüllt, so will der Wein abschmeckend oder schaal werden.

In beiden letztern Fällen ist dieses das nothwendigste, daß man ihm mit Einschlag zu Hülfe komme, oder noch besser, ihm gekochten Most oder andere dergleichen schon angezeigte Dinge zusetze, ihn aufbrenne und in ganz tiefe Keller bringe.

Unter die unschuldigsten oder am wenigsten schädlichen Vermischungen gehören diejenigen, wenn bessere Sorten mit geringern oder andern Weinsorten vermischt sind, diese heraus zu finden, gehöret schon für einen geübten Weinkenner, der einen sehr guten Geschmack und viel Erfahrung hat. Am leichtesten ist es wohl, dergleichen Weine zu erkennen, die mit andern Sorten versetzt worden.

Die rothen Weine sind diejenigen, woran die Weinfabrikanten und Verfälscher am mehresten ihre Geschicklichkeit ausüben und womit man am mehresten hintergangen wird; man muß schon zufrieden seyn, wenn solche Leute nur noch einigermaßen reine und gute Weine zu ihren Vermischungen genommen und sie mit unschädlichen Farbemitteln, als Sandel, Krapp, Coccionell, Kermesbeeren, Heidelbeeren ꝛc. gefärbt haben.

Nach dem rothen müssen sich die süßen Weine die mehresten Verfälschungen und Vermischungen gefallen

fallen lassen; wer kann aber alle von ungewissenhaften Leuten damit vorgenommene Betrügereyen hersagen, zumahl ein jeder, der dergleichen fähig ist, es bald so, bald anders macht, nachdem er glaubt, seine Weinabnehmer am besten hintergehen zu können. Die unschädlichsten Vermischungen sind bey diesen, wie bey allen andern Weinsorten, wenn die bessern mit schlechtern Weinen des mehreren Gewinnstes wegen versetzt sind.

Bey den sauern Weinen ist man noch in Absicht, daß sie nachgemacht sind, am allersichersten, denn diese können lange, oder gar nicht so leicht fabricirt werden, als die süßen und gefärbten Weine, bey denen sich schon eher allerley Künsteleyen anbringen lassen.

Ob dergleichen saure Weine oder besonders die Französischen, Rhein- und Frankenweine unverfälscht sind, will man durch folgenden Versuch erfahren können. Man nehme ungelöschten Kalk, gieße frisches Wasser darauf, rühre es um und lasse es eine Nacht und einen Tag stehen, alsdann nimmt man von diesem Kalkwasser eine halbe Bouteille, läßt es in einem neuen Topfe aufkochen, und nachdem es erkaltet, läßt man es durch ein Löschpapier laufen, thut das Durchgelaufene in ein Glas und hebt es zum Gebrauch auf. Wenn man nun ein Weinglas halb voll Wein gießt, etwas von diesem Kalkwasser darunter mischet, und der Wein seine Farbe verdunkelt, so ist er verfälscht, behält er aber die vorige Farbe, so soll er ächt seyn.

Die dunkeln Franz- Rhein- und andere saure Weine sehen, wenn sie alt sind, immer dunkler an Far-

Farbe aus, als die jungen; dieses rühret aber mehr von den eichenen Fässern, als von dem Wein selbst her, daher die obige Probe wohl nicht in allen Fällen als sicher und untrüglich angenommen werden kann. Indessen ist das gewiß, daß der Kalk oder das Kalkwasser die Farben der Weine verdunkeln, daher werfen manche Leute in Frankreich Kalk in die Fäßer, worin rother Wein liegt, wodurch sie ihren Wein die schöne rothe Farbe geben.

Weil aber von vielen Nichtkennern der Weine zum Theil hauptsächlich auf die dunkle Farbe gesehen wird, so machen sich die Weinhändler dieses Vorurtheil zu Nutze und färben ihre jungen Weine entweder mit gebranntem Zucker oder hineingelegtem eichenen Holze, von welchem sie eine den alten Weinen ähnliche Farbe erhalten, und dann für ältere Weine, als sie wirklich sind, verkaufen. Es ist aber zu bemerken, daß Leute, die zu Krämpfen geneigt sind, wenn sie von solchen mit Eichenholz gefärbten Weinen getrunken, weil dasselbe hierdurch seine zusammenziehende Kraft dem Weine mitgetheilet, von dieser Krankheit neue Anfälle bekommen haben.

Wenn man ja Französische und andere helle Weine durchaus färben will, so ist der gebrannte Zucker noch das allerbeste und dienlichste. Man kann ihn auf folgende Art bereiten.

Man nimmt eine beliebige Menge weißen Zucker, löset ihn in Wasser auf, kochet ihn so lange, bis alles Wasser verflogen und bis er hernach auf dem Feuer ganz dunkelbraun oder roth und gleichsam zu

einer

einer zähen Masse geworden, die man alsdann vom Feuer herunternimmt und mit Wasser oder besser Wein nach und nach auflöst. Mit dieser Zuckertinktur kann man dann dem Wein eine so dunkle Farbe geben, als man will.

Wenn von Weinschmierern rothe Weine gemacht werden, so bedienen sie sich dabey fast immer der schlechten weißen und jungen Weine, denen sie durch Braunspahn, Färberröthe, Hollunderbeeren, Heidelbeeren und andere Dinge die rothe Farbe beybringen, auch pflegen sie andere Weine, die ihre natürliche Farbe verlohren haben, oder sonst Fehler besitzen, zum Pontac oder andern rothen Weinen anzuwenden.

Solche angeschmierte Weine erkennet man gemeiniglich daran:

1) Daß wenn sie einige Zeit gelegen, sich noch ein dicker und großer Bodensatz anleget, der entweder einen holzigten oder von dem zum Färben gebrauchten Mittel noch beybehaltenen eigenen Geschmack hat.

2) Wenn Landweine dazu gebraucht worden, so verräth es dieser Geschmack am allerersten.

3) Erhält ein solcher nachgemachter Wein nie die schöne Farbe des wirklichen und natürlichen Weines, letzterer behält die ihm eigenen Farbetheile in sich aufgelöst, ersterer aber läßt sie durch ein längeres Stehen fahren und sie setzen sich nach und nach zu Boden.

Der herbe und saure Geschmack der rohen und jungen Weine, welche zu diesen Verfälschungen genomnommen werden, verursacht indessen den Betrügern viel Mühe, solchen fortzuschaffen, um ihren gebrauten Weinen einen etwas bessern Geschmack mitzutheilen.

Sind diese Weine zu sauer, so werfen sie etwas Potasche hinein, um die überflüßige Säure damit zu sättigen, allein auf einer Seite helfen sie sich hiermit, auf der andern aber verlieren sie, denn der Wein kann sich nicht lange halten, wird gerne bald schaal und verliert den geistigen Geschmack.

Andere bewirken eben dieses durch Einwerfen alcalischer oder Kalkerden, z. B. Kreide, Eyerschaalen 2c. oder auch wohl durch Bolarerden, alle wirken auf eben die Art, wie die Pottasche, oder das Weinsteinöhl, welche beide im Grunde einerley sind.

Auch pflegen sie die Weine, wenn sie zu herbe sind, gerne mit Zucker, Syrup und andern Süßigkeiten lieblicher zu machen; für den Geschmack hilft es zwar, allein für den Magen verlieren sie dadurch ihre kratzende und Säure erregende Eigenschaft keinesweges, vielmehr wird solche noch wohl dadurch befördert. Indessen sind diese versüßte Weine alle sehr leicht an ihrer Klebrigkeit zu erkennen.

Werden die künstlichen Weine, als Kirschwein, Himbeerwein, Schlehenwein 2c. mit schlechten und sehr jüngen Weinen verfertigt, so gehören sie mit allem Rechte zu diesen elenden fabricirten Weinen, die mehr schädlich, als gesund sind.

Zuweilen wird, wenn der Wein sein geistiges Wesen verlohren hat, demselben auch Branntwein zugesetzt, es gehöret dieses aber auch zu den unerlaubten und nachtheiligen Weinkünsten. Durch das abdestilliren des Spiritus ist dieser Betrug am besten und sichersten zu entdecken, allein Leute, die einen recht feinen Geschmack haben, finden es auch bald heraus, denn wenn sie einen solchen Wein kosten, so verursacht ihnen der zugesetzte Branntwein auf der Spitze der Zunge, wenn sie den Wein gleichsam im Munde herumwälzen, ein Brennen, und wenn man einige Tropfen von solchem Wein zwischen den flachen Händen reibt, so entdeckt es der Geruch sehr leicht, wenn auch der Antheil des Branntweins nicht sehr groß ist, vornehmlich wenn anstatt des Franzbranntweins Kornbranntwein wäre genommen worden.

Die allerschändlichste und bestrafenswürdigste Verfälschung der Weine ist diejenige, welche vermittelst des Bleyes oder vielmehr des Präparats desselben, der Silberglätte, geschiehet und die nicht anders, als jede andre vorsetzliche Vergiftung, die im Stillen und mit langsamen Schritten den Tod zuwege bringt, angesehen werden kann.

Diese Verfälschung verursacht denen, die viel von solchem Weine trinken, entweder einen nach und nach herannahenden Tod, oder sie verursachet ihm lahme und steife Glieder, krampfichte und oft tödliche Koliken, und zehret den Menschen ganz unvermerkt aus.

Die Bewegursach, warum diese Verfälschung vorgenommen wird, geschiehet eigentlich, um die sauern Weine milder, süßlich und angenehm zu machen, und wird am mehresten mit dem jungen Franzwein,

wein, Moselerwein, Rheinwein, Frankenwein, Neckarwein ꝛc. vorgenommen, dieses sind alle saure Weine, mit den süßen Weinen dürfen sich diese Betrüger es nicht unterstehen, denn selbige verderben sogleich, wenn der Betrug damit vorgenommen wird.

Die Entdeckung dieser Betrügerey hat den Obrigkeiten und der Policey öfters viel Mühe gemacht und die Chemisten haben sich besonders bestrebt, eine sichere Weinprobe zu entdecken, um sogleich den Bleygehalt des Weines, wenn er damit verfälscht, zu erfahren. Man hat auch hier und da verschiedene Weinproben bekannt gemacht, allein bey näherer Untersuchung haben sie das nicht geleistet, was von ihnen versprochen worden, oder was man von ihnen erwartet, daher denn noch immer das sicherste gewesen, und bis jetzt geblieben, wenn man eine gewisse Quantität Wein bis zur Trockniß abgeraucht und den Rückstand untersucht, ob und wie viel Bley darin enthalten und dieses ist in der That auch der allersicherste und beste Weg. Weil man aber auf diese Art den Wein zu untersuchen nicht immer eine genugsame Menge hat und mit wenigem Weine es nicht leicht angehet oder doch viel Umstände und einen geschickten Untersucher erfordert, so hat man noch ferner eine zureichende und sichere Weinprobe zu erfinden, sich alle Mühe gegeben, und da hat denn der Herr Doctor Hahnemann eine angegeben, die in allem Betracht allen übrigen bisher bekannten weit vorzuziehen ist. Freylich ist sie noch nicht ganz vollkommen, und dasjenige, was geschickte Chemisten von einem solchen Mittel verlangen, indessen ist sie doch schon für Unkundige

 in

in der Chemie hinlänglich und macht alle andern bisher angegebenen entbehrlich, weshalb ich alle die sonst gebräuchlichen und hier und da angegebenen auch nicht anführen, sondern bloß die Vorschrift zu dieser von Herrn Doctor Hahnemann erfundenen, hersetzen will. Zwar muß sie in allen großen Städten in denen Apotheken vorräthig gehalten werden, so daß man sie in ein paar Stunden bekommen kann, allein allerwärts wird sie doch nicht bekannt seyn; wo sie demnach nicht zu haben ist, kann man sie sich hiernach selbst bereiten oder in jeder Apothek anfertigen lassen.

Die Bereitungsart dieser Hahnemannischen Weinprobe oder des sogenannten Liquoris probatorii Hahnemannii ist folgende.

Schwefel und Austerschalen zu Pulver gestoßen und zu gleichen Theilen mit einander vermischt, werden eine Viertelstunde lang in einem bedeckten Tiegel zwischen Kohlen weiß geglühet, und dann das erkaltete Pulver, welches im Grunde eine erdigte Schwefelleber ist, in ein wohl verstopftes Glas geschüttet und so zum Gebrauch aufgehoben.

Wenn man nun hiervon Gebrauch machen will, so nimmt man von diesem Pulver, oder eigentlichen Schwefelleber zwey Quentchen, vermischt sie mit sieben Quentchen Cremor Tartari und schüttet beides nebst einem Pfund reinen Wassers in ein wohlverstopftes reines Glas, schüttelt alles darin eine Viertelstunde lang wohl durch einander und stellet es dann hin, damit sich das Wasser wieder kläre und alles Pulver zu Boden setze.

Dieses klare Wasser oder Liquor ist denn die so benannte Hahnemannische Weinprobe, womit man die zu untersuchende Weine auf Bleygehalt probiren kann, man muß sie aber nicht eher von dem Pulver verfertigen, als bis sie gebraucht wird, denn wenn der Liquor lange gestanden, so verfligt der Schwefeldunst, der darin das Hauptstück ist, davon, und die Weinprobe kann keine sichere Anzeige geben, ob der Wein Bley oder Glätte enthalte oder nicht. Indessen kann sie doch auch mißrathen und da bey Gelegenheit, wo Weine untersucht werden, alle Gelegenheit zum Verdruß, der sich demohnerachtet doch wohl dabei findet, vermieden werde, so muß man sie niemals anwenden, bevor man nicht untersucht hat, ob sie auch gut gerathen sey, daß man sich darauf verlassen könne. Zu dem Ende löse man etwas weniges Bleyzucker in Wasser auf, tröpfle von der Weinprobe einige Tropfen hinein und sehe, ob sie davon ein weißes oder dunkles und schwärzliches Pulver niederschlägt, in ersterm Falle taugt die Weinprobe nichts, in letzterm aber ist sie gut.

Hat man sich auf diese Art von der Güte der Weinprobe versichert, so gieße man ein Weinglas bis drei Viertheil voll von dem Wein, den man probiren will, und tröpfle nach und nach von der Weinprobe dazu. Wenn nun hiervon der Wein trübe wird, wie es allezeit geschiehet, daß sich ein Niederschlag erzeuget, der ihm trübet, so lasse man alles zusammen stehen, und sehe dann nach, ob der auf diese Weise bewirkte Niederschlag weiß oder nur durch den Wein gefärbt worden, findet sich dieses, so ist es ein Kennzeichen, daß der Wein gut sey und nichts von Bley enthalte, fällt der bewirkte Niederschlag hingegen dunkelbraun oder schwärzlich aus, so beweiset er, daß Bley in dem Weine enthalten sey, oder vielmehr, daß der Wein metallische Theile enthalte. Weil sich aber hierunter auch Eisen und Kupfertheile befinden können, so ist es, wenn die Untersuchung aufs genauste angestellt werden soll, höchst nöthig, auch diesen Niederschlag noch besonders zu untersuchen, wie viel er von jedem Metalle enthalte. Das Eisen läßt sich durch Galläpfeltinktur, die mit Weingeist gemacht, entdecken; wenn man davon etwas in den Wein tröpfelt, so wird der Wein schwärzlich, oder mit Blutlauge, wornach sich das Eisen blau ausscheidet und zu Boden fällt und das Kupfer findet man heraus, wenn vom flüchtigen Riechspiritus oder dem Salmiakspiritus etwas unter den Wein gegossen wird.

Es werden aber mit dem Weine noch andere Künsteleyen vorgenommen, die, wenn sie unschädlich und in der Absicht geschehen, die Weine zu verbessern, immer erlaubt werden können, dahin zum Beyspiel gehöret, wenn junge Weine durch ältere aufgeholfen werden, wenn junge Weine auf Fässer, worin alte Weine gelegen, gezogen werden, wenn man Most, der nur geringen Wein geben würde, durch Zusatz von bessern Weinen veredelt, wie es mit den geringen ungarischen Weinen geschehen soll, die durch Vermischung mit dem sogenannten Ausbruch oder durch Zusatz von süßen spanischen verbessert werden, oder wenn man ordinaire saure deutsche Weine eine Zeitlang auf alte Rheinweinfässer liegen läßt.

Unter

Unter allen Zusätzen, die man dem Weine giebt, sind keine den Weinen dienlichere, kräftigere und der Gesundheit zuträchlichere, als der eingekochte Most, und der gefrorne Wein.

Von dem eingekochten Moste ist schon genugsam im Anfange gesagt worden, den gefrornen Most und Wein aber bereite man sich auf folgende Weise. Von einem oder dem andern, wie man will, nimmt man eine beliebige Menge, gießt es in ein verhältnißmäßiges Gefäß und stellt es darin an einem bedeckten Orte, ganz leicht mit Papier bedeckt, damit nichts darin fallen kann, zur Zeit eines starken Frostes, damit es frieren kann. Wenn dann ein Theil des im Wein oder Moste enthaltenen Wassers in Eis verwandelt worden, so nimmt man das Gefäß, bringt es an einem gelinden Orte und läßt da die ungefrorne Feuchtigkeit von dem Eise, welches aus nichts als Wasser bestehet, ablaufen. Ist die Menge des Wassers in dem Most oder Wein noch zu viel, so wiederholt man das Gefrieren derselben nochmals und öfterer, wenn es nothwendig ist. Ein zu schneller und heftiger Frost ist nicht gut, die Entstehung des Eises geschiehet zu geschwinde und vieles von den edelsten Theilen, die man eben absondern will, werden mit darin verwickelt und gehen verloren. Gefrieret es aber langsam, so haben diese Theile Zeit sich vom Wasser abzusondern und dieses wird ganz allein in Eis verwandelt. Das erste Mahl kann man den dritten Theil einfrieren lassen, bey den folgenden Mahlen aber nicht so viel, überhaupt aber läßt man alles, nach Beschaffenheit und Wäßrichkeit des Weines oder Mostes, bis auf den dritten, vierten bis sechsten Theil einfrieren.

Wenn man die Sache im Großen oder in Fäßern vornehmen will, so müssen selbige ja mit recht starken Reifen und am besten mit eisernen Bändern gebunden seyn, man darf sie auch nicht ganz voll machen, und das Spuntloch muß nur ganz leicht bedeckt seyn. Bey dem Gefrieren setzt sich das Eis innerhalb rund herum an die Stäbe und an den Boden an, in der Mitte aber sammlet sich der ungefrorne Wein, den man hernach von dem Eise ab und in ein anderes Gefäß laufen läßt.

Man sollte glauben, daß dieser gefrorne Wein bei dem Trinken viel angenehmer seyn würde, als er vor dem Gefrieren gewesen, aber keinesweges, er schmeckt dagegen eher herbe, wenn man ihn aber hinstellt, so setzt er noch etwas Weinstein und Hefen ab und wird viel gelinder, und nach Verfließung von einem bis zwey Jahren bekömmt er erst einen angenehmen Geschmack und einen dem Sekt ähnlichen Geruch. Dieser gefrorne Wein ist gleichsam die kräftigste Würze, um andere geringe Weine zu verstärken und zu verbessern.

Man spricht beym Trinken der Weine öfters sehr viel, daß dieser oder jene Wein mehr oder weniger hitzig oder spirituöser, oder mehr oder weniger feurig sey, welches gewöhnlich von dem Gehalt des Weingeistes zu verstehen ist. Gemeiniglich pflegt jeder sein Urtheil darüber zu sagen, ohne durch Erfahrungen etwas darüber behaupten zu können, da es denn aber doch eine Sache ist, woran diesen oder jenen

gele=

gelegen seyn kann, um etwas gewisses davon zu wissen, so will ich hier anzeigen, was Neumann darüber bekannt gemacht, welcher viele Weinsorten untersucht und den Weingeist davon abgezogen. Von dem angegebenen Weingeiste ist zu bemerken, daß es der allerstärkste gewesen, bey dem nicht das geringste von Wasser vorhanden.

Nach seinem Berichte hat er erhalten vom

Alandweine	3 Loth		2 Quentch.	des allerstärksten Weingeistes.	
Weißen Landwein	4	—	=	—	
Alicante Wein	6	—	=	—	
Vin de Bourgogne	4	—	2	—	
— — Carcassone	5	—	2	—	
— — Champagne	5	—	$1\frac{1}{3}$	—	
— — d'Eremitage	5	—	3	—	
Ordin. Franzwein	6	—	=	—	
Frontignac	6	—	=	—	
Vin Grave	4	—	=	—	
Rother Landwein	3	—	2	—	
Madera Sec	4	—	3	—	
Malvasier	8	—	=	—	
Vino de Monte Vulciano	5	—	2	—	
Moselwein	4	—	2	—	
Muscatwein	6	—	=	—	
Neuschateller	6	—	2	—	
Palmsec	4	—	3	—	
Pontac	4	—	=	—	
Alten Rheinwein	4	—	=	—	
Ordin. Rheinwein	4	—	2	—	
Salamancawein	6	—	=	—	

Ordin. Spanischen Wein	2 Loth 2 Quentch. des allerstärksten Weingeistes.
Vino tinto	6 — = —
Tokayer Wein	4 — 2 —
Rother Tyroler Wein	3 — = —
Xereser Sec	6 — = —

Aus dieser Tabelle ist zu ersehen, wie sehr unterschieden die Menge des Weingeistes in denen verschiedenen Arten von Weinen und weswegen einer vor dem andern hitziger sey, und warum einem diese oder jene Weine besser oder schlimmer bekommen; freylich haben die übrigen harzigen und andern Bestandtheile des Weines auch hierin einen Einfluß, der Weingeist aber spielet hierbey doch die größte Rolle vor den andern.

Von dem Weingewächse hat man gar vielerley Sorten, deren Unterschied von der Verschiedenheit der Trauben, nach den Ländern, nach dem Geruch, Geschmack, Farbe, Alter, Behandlung rc. ungemein verschieden sind.

Wenn hier alle Weine angeführt und beschrieben werden sollten, so würde dieses allein schon ein dickes Buch ausfüllen, da solches nun dem Plane dieses Werkes nicht gemäß seyn würde, so wollen wir, nach angezeigten Unterschieden die bekanntesten Weinsorten anführen.

A. Den Farben nach sind die Weine weiß oder roth und die letztern entweder gedeckt oder hellroth. Die Farbe der erstern ist entweder eigentlich weiß, oder schielend, oder hell, oder dunkel. Die weißen Weine

Weine hält man für gesunder als die rothen, dagegen leztere als mehr stärkend, berauschend, anhaltend, Kopfschmerzen und Verstopfung erregend angesehen werden. Clairet und dergleichen Weine stellet man in die Mitte zwischen diesen beyden.

Man hat aber auch rothe so stark gedeckte Weine, daß deren Farbe ins schwarze fällt; diese sind vor allen andern sehr adstringirend.

B. Von dem Geruch schließt man auch viel auf die Güte der Weine, wenn dieser angenehm und dem von Himbeeren ähnlich ist, welches man vorzüglich von denen Franzweinen verlangt, so ist der Wein gut und geistreich, und soll besonders alten Leuten dienlich seyn, ist der Geruch aber stechend, oder nach den Hefen oder nach dem Fasse, so taugt der Wein nichts und ist schon als halb verdorben anzusehen.

C. Dem Geschmacke nach hat man süße und liebliche, säuerliche, herbe, strenge und unschmackhafte Weine. Unter den süßen Weinen sind alle Arten Sekte begriffen, sie werden für gemäßigt gehalten; die säuerlichen, wenn sie keine Fehler haben, sind der Gesundheit nicht zuwider. Die strenge und herbe schmeckenden kann nicht ein jeder vertragen und vor pikanten und ins Bitterliche fallende Weine müssen sich viele in acht nehmen.

D. Was das Alter der Weine betrift, so theilet man sie gerne in neue, vom Mittelalter, und alte Weine ein.

Neue Weine sind zweyerley, entweder solche, die erst ganz frisch gemacht und diejenigen, welche schon

einige

einige Monate alt sind; die erstern sind noch roh und nicht trinkbar, weil sie leicht mancherley Zufälle, als Durchfall, Erbrechen, Steinschmerzen rc. zuwege bringen können.

Sind die Weine über vier Monathe alt, so sind sie zwar schon zu trinken, aber wer was bessers haben kann, wählet lieber einen ältern. Bis ins dritte Jahr nennt man die Weine vom Mittelalter und diese hält man für die allerbesten in Absicht der Gesundheit, denn bis dahin haben sie noch ihre volle Kraft, Güte und Vollkommenheit, dieses bestätigen alle diejenigen, die als wahre Weinkenner angesehen seyn wollen.

Weine, die schon vier, fünf, sechs und mehrere Jahre alt sind, verlieren mit zunehmendem Alter immer mehr und mehr von der wahren Güte, die den Weinen eigen ist, ihr Geschmack verändert sich und wird mehr säuerlich und scharf. Die allerwenigsten Weintrinker wollen dieses zwar zugeben und behaupten das Gegentheil, nehmlich, daß die Weine mit dem Alter an Vortreflichkeit zunehmen, allein im Grunde und in Absicht der Bestandtheile werden sie von Zeit zu Zeit schlechter und auch theurer, demohnerachtet aber finden sie allezeit mehr Liebhaber, als andere Weine, wenn es gleich bey vielen nur auf dem Vorurtheil beruhet, daß alte Weine besser seyn müssen, als junge.

E. Was die gute Behandlung der Weine anbetrift, so darf das schon hin und wieder hier darüber angeführte wohl nicht wiederholet werden, genug, daß es viel, wo nicht das mehreste bey der Verfertigung

und

und Erhaltung der Weine und zu deren Güte beyträgt, und daß ohne eine gehörige Aufsicht und Behandlung alle Weine schlechterdings schlechter werden oder wohl gar verderben müssen.

Dieses sind die wichtigsten Unterschiede der Weine in Absicht ihrer Eigenschaften, was hingegen die Anzahl der Weinsorten betrift, so sind sie so mannichfaltig, daß es unmöglich ist, sie auch nur dem Nahmen nach anzuführen, was würde dieses aber hier zu unserm Endzweck nützen? es wird genug seyn, daß nur die unter uns bekanntesten angeführt werden.

Wenn auch diese nach ihrer Farbe, Geschmack rc. eingetheilt werden sollten, so würde dieses eine Verwirrung verursachen, aus der sich keiner finden könnte, es wird daher besser seyn, die Weine nach den Ländern und Städten zu ordnen, zumal da sie selbst im gemeinen Leben schon größtentheils ihre Nahmen davon erhalten haben.

Alle Länder, die zwischen dem vierzigsten und funfzigsten Grad der Breite liegen, sind die allergeschicktesten zum Weinbau und bringen die besten Weine hervor. Zu denselben gehöret nun Portugal, Spanien, Frankreich, Italien, die Schweitz, das südliche Deutschland, Griechenland, Ungarn, die Türkey, u. s. f.; es ist aber nicht zu läugnen, daß die Natur des Grund und Bodens einen großen Antheil an der Güte des Weines mit habe.

Diese Weinländer wollen wir nun in der Kürze durchgehen und die vorzüglichsten Weine eines jeden anzeigen.

I. Por-

I. Portugal.

Die Portugisischen Weine sind im Ganzen kräftige und herrliche Weine, durch den langen Transport verlieren sie aber etwas an ihrer Güte, gewinnen aber an Stärke. Die vornehmsten und bekanntesten darunter sind: der Vino tinto und der Portwein. Ersterer ist stark, angenehm und süß, so lange er jung ist; so bald er aber etliche Jahre gelegen, wird er bitterlich.

Der Portwein ist ebenfalls ein guter Wein, wir erhalten aber nicht viel davon, der größte Theil gehet nach England.

Der mehreste Wein, den Portugal außer Landes sendet, ist der Madera Wein, welcher auf der portugisischen Insel gleiches Nahmens, die zu Afrika gehöret, gebauet wird. Es ist ein köstlicher Wein. Der beste und theuerste davon heißt Malvoisir-Madera. Dieser hat einen ungemein lieblichen und angenehmen Geschmack; ein anderer wird Fri-Madera genannt und ist feurig. Der beste Wein aber, der in Portugal wächst, ist der aus Algarbien, welcher meistens roth und öfters so hoch, daß er fast schwarz aussiehet.

II. Spanien

hat schon mehrere Sorten Weine. Diese sind durchgehends fett, süß und hochgelb an Farbe. Die unter uns bekanntesten sind

a) Der Mallaga Wein von der Stadt Mallaga so benannt; er heißt auch Mallaga-Sect und wächst hauptsächlich in der Provinz Granada; ursprüng-

ursprünglich ist er aus den Canarischen Inseln und wurde von dort hieher verpflanzt, wo er nach dem verschiedenen Boden auch unterschiedene Eigenschaften erhalten hat. Der Wein an sich hat eine hohe Farbe und süßen Geschmack. Zu diesen gehöret auch noch

b) der Wein von Xeres in Andalusien, der von uns Xereser Sect genannt wird; er hat eine bleichere Farbe, ist herber; daher er auch zuweilen bitterer Sect genannt wird.

c) Der Alicante Wein, von seinem Vaterlande so genannt, ist ebenfalls einer der ersten Weine Spaniens, er ist dunkelroth an Farbe und dem Geschmacke nach zweyerley: der eine ist süß, angenehm und hitzig, der andere aber herbe und besser für den Magen.

d) Pedro-Ximeneswein. Die Weinreben sollen durch einen Holländer Peter Simoni zuerst vom Rheinstrohm nach Spanien gebracht worden seyn und der Wein davon den Nahmen erhalten haben, welches vor ohngefähr zwey hundert Jahren geschehen seyn mag. Der Wein selbst wird sonderlich bey der Stadt Qualdalcazar gebaut. Er ist unter den spanischen Weinen der lieblichste, aber nicht so hoch an Farbe, noch so fett als andere, sondern etwas schärflich.

e) Der Canariensect ist zwar kein spanischer Wein, da aber die Canarischen Inseln, wo er hergebracht wird, der Krone Spanien gehören, so ist er immer unter diese Weine zu rechnen. Er ist

süß,

süß, dicklich und den spanischen Weinen fast gleich, doch nicht so stark und hitzig, übrigens wird er für den besten unter allen Weinen gehalten, die unter dem Nahmen Sekt verstanden werden, deshalb er auch weit und breit Abgang findet.

f) Palmsekt oder Vino secco de Palma, gehöret mit eben dem Rechte unter die spanischen Weine, wie der Canariensekt. Eigentlich kömmt er von der Insel Palma, die zu den Canarischen gehöret. Er ist süß und angenehm und wird zuweilen mit dem Xereser Sekt verwechselt.

g) Ferner sind noch folgende Weine aus Spanien die vorzüglichsten, von denen aber nicht viele oder in großen Quantitäten nach Teutschland gebracht werden.

1) Der Barceloner Wein. Er ist feurig und wird mehrentheils gebraucht, die leichten und jungen Sorten von Franzweinen aufzuhelfen.

2) Der Tarraconische, der Salamankische, der Wein de Toro, welcher den Titel des Königs der Weine führet.

3) Tinto de Rota, ein dunkelrother Wein, der süß, angenehm und feurig ist und deshalb unter die Desertweine gerechnet wird.

4) Der Bernicarlo, Cordabische, Gallicische und viele andere Weine mehr.

Ueberhaupt ist von den spanischen süßen Weinen noch dieses zu bemerken, daß viele davon nach Ungarn gehen, wo sie als Zusatz zu den dortigen Weinen gebraucht werden.

III. Frank-

III. Frankreich

baut und verführt unter allen Weinländern sowohl die mehresten, als auch vielfältigsten Weine, und das Land bringt sie in solcher Menge hervor, daß es viele andere Länder mit seinem Ueberfluß noch versehen kann, die einzige Stadt Bourdeaux soll allein ein Jahr ins andere gerechnet, jährlich über hundert tausend Oxhofte ausführen, und man will berechnet haben, daß Frankreich jährlich drey bis vier Millionen Thaler für Wein allein aus andern Ländern ziehet, welches fast ganz allein aus England, Holland und den übrigen Nordischen Ländern gezogen wird. So groß dieses Reich ist, so vielfältig sind auch die Sorten Weine, die darin gebauet werden. Die bekanntesten davon sind:

a) Der Champagner.

Hat einen delikaten Geschmack, düftet einen angenehmen und feinen Geruch aus und hält im Geschmack die Mittelstraße zwischen dem süßen und herben. Man hat davon zwey Hauptsorten, nehmlich den weißen und rothen Champagner, welcher letztere auch Oeil de perdrix genannt wird, und nicht moußiret. Von beiden Sorten hat man aber noch viele Abarten, die unter sich bald besser, bald schlechter sind. Der weiße brauset sehr stark, wenn er gut ist, und stößt die Stöpsel mit Gewalt fort, wenn die Bouteillen geöfnet werden. Diese Weine gehen leicht durch den Körper, daher die Weintrinker glauben, daß wenn sie sich in andern Weinen berauscht haben und Champagner nachtrinken, damit den Rausch wieder fortschaffen, oder sie wollen sich dadurch abkühlen, oder sie trinken ihn, weil ihnen die vorigen Weine nicht mehr schmecken. Die Champagner Weine lassen' sich nicht gut oder weit in Fässern transportiren, daher man sie auf Flaschen, die wohl zugemacht und verpicht sind, abziehen läßt und so versendet. Der Sillery und Hautviller sind zwey der vornehmsten Sorten darunter.

Wer guten Champagner Wein haben will, muß seine Bestellungen früh machen. Die besten Oerter, woher man ihn ziehet, sind Reims, Chalons, Epernay, und nach diesen Aachen und Lüttich.

Wegen der moußirenden Eigenschaft, die der Champagner Wein besitzt und die man leicht bey andern zuwege bringen kann und wegen des theuren Preises, wird derselbe sehr verfälscht und viel nachgemacht, ja wohl gar mit schädlichen Dingen, als Bleyglätte und dergleichen versetzt, daher man sich sehr bey diesen Weinen in acht zu nehmen hat.

b) Burgunder Wein.

Hat den Nahmen von der Provinz, worin er gebauet wird, daher man schon im voraus schließen kann, daß es vielerley Sorten geben müsse.

Es sind gesunde und angenehme Weine, es giebt von denselben ebenfalls zwey Sorten, rothen und weißen, und dann von jeder wieder sehr viel Nebensorten.

Die am mehresten geachteten darunter sind 1) Vin de Beaune, der eine hochrothe Farbe hat und von manchen Oeil de Perdrix genannt wird, es ist ein so schöner Wein, daß er in und außerhalb Frankreich sehr beliebt ist. Die beste Sorte davon ist der Vollenay. 2) Vin d'Auxerre, der dunkelroth von Farbe und etwas herbe von Geschmack ist. Der Chambertin und Clos de Vougeot sind unter allen die theuersten.

Die Burgunder Weine sind von vortreflicher Art. Zwar sind sie in den ersten Monathen ihres Alters etwas strenge, das verliert sich aber hernach. Die besten halten sich vier bis fünf Jahre, sie müssen aber zur gehörigen Zeit auf Bouteillen gezogen werden.

c) Cahors.

Giebt dem Burgunderwein nichts nach; er ist aber dunkler von Farbe und dicker von Substanz. Dieser Wein wird außer Frankreich besonders viel für Pontac getrunken und verkauft. Die besten Sorten davon heißen, Cahors grand constant und Cahors constant, diesen folgt die erste zweite und dritte Sorte Cahors, und dann Gaillac. Viele glauben, daß diese Weine wegen ihrer sehr rothen Farbe gefärbt würden, es ist aber falsch, denn sie erhalten diese gedeckte Farbe von der Hülse der Beeren, mit welcher der Wein gähren muß.

d) Claret.

Heist auch Vin de grave, weil er mehrentheils in einem kiesichten Boden gebauet wird. Er wird nach einiger Zeit etwas herbe, ist aber demohnerachtet zuträglich für den Magen, und berauscht nicht so leicht.

e) Corsica Weine.

Sie gehören eigentlich zu den italienischen Weinen, da diese Insel aber an Frankreich gehöret, so wird derselben hier erwähnet. In Deutschland wird er wenig getrunken und gehet mehrentheils nur nach Holland. Die Weine kommen dem Mallagawein nahe und die von Capo-Corso werden für die allerbesten gehalten.

f) Bergerac.

Ist ein weißer, auch rother, süßer, lieblicher und angenehmer Wein, der häufig nach Holland und Norden ausgeführt wird.

g) Frontignac.

Ist unter allen süßen oder Liqueurweinen der vollkommenste, der sich zugleich am besten und am längsten hält. Er heißt auch Muskateller Wein, weil er aus lauter Muskatellertrauben bereitet wird. An Farbe ist er weiß oder roth, beide Sorten aber haben einen bisamartigen Geruch und Geschmack. Die Weine an sich verbessern sich, wenn sie liegen, von Jahr zu Jahr.

Der Lunel oder Muskateller von Lunel ist noch feiner und lieblicher an Geschmack, hält sich aber nicht so lange, die rothe Sorte davon ist unter dem Nahmen Muscat de Clermont bekannt.

h) Graves-Wein.

Alle ächte Graves-Weine dienen dem Magen und machen nicht leicht trunken. Man hat davon ebenfalls zweyerley, rothe und weiße.

Die

Die Weißen sind schon im ersten Jahre trinkbar und die rothen sind von verschiedener Güte. Der Preis dieser Weine ist zuweilen bis funfzig Procent verschieden.

i) Muskat-Wein.

Ist ein lieblicher und süßer Wein von feinem Geschmack, ist aber viel geringer, als Frontignac und wird, weil er wohlfeiler ist, viel verkauft.

k) Moseler Weine.

Sie werden hauptsächlich in denen Gegenden von Metz und Toul gebauet, indessen wird nicht viel davon ausgeführt, sondern bleibt mehrentheils im Lande selbst, höchstens gehet er nach Deutsch-Lothringen. Ein mehreres bey den Weinen Deutschlandes.

l) Medoc.

Ein guter Wein von rother Farbe, der sich von Jahr zu Jahr verbessert, und in Absicht der Güte auf den Pontac folgt. Von den Engländern wird er stark getrunken und bey uns ist er fast zum Modewein auf den Tafeln geworden. Indessen was wir in Teutschland als Medoc zu trinken bekommen, sind ganz andere Weine, die eigentlich von Montauban und Quercy geholet werden.

m) Piccardon.

Ist ein ungemein süßer Wein, der besonders zum Verschneiden mit jungen leichten Bourdeauxschen Weinen, nachdem er ausgearbeitet hat, gebraucht wird. Er wächst in der Nachbarschaft von Montpellier.

n) Pontac.

Hat seinen Nahmen von der Stadt Pontac in der Provinz Bearn. Aechter Pontac ist ein überaus theures Gewächs. Er hat eine etwas dunklere Farbe als der Burgunder und verbessert sich bis ins vierte, fünfte und sechste Jahr, sein Feuer ist alsdann sanfter, der Geschmack trocken, pikant und zusammenziehend, der Geruch aber nach Violen.

Der König von Frankreich nahm sonst den größten Theil von diesem vortreflichen Wein, und was dann übrig blieb, kauften die Engländer für einen außerordentlichen Preiß an sich. Der Eigenthümer, so allein diesen Wein bauet, nennet sich daher auch Monsieur de Pontac.

Unser Pontac, den wir in Deutschland trinken, ist kein wahrer Pontac, sondern entweder Vin de Grave oder Vin de Medoc, und wenn wir diese bekommen, so gehet es noch immer an, aber wir müssen uns sehr oft auch mit nachgekünstelten, verfälschten und mit Heidelbeeren, Fliederbeeren und andern theils schädlichen, theils unschädlichen Ingredienzien, gefärbten Weinen hintergehen lassen und solche für Pontac bezahlen.

o) Roussillon.

Diese Weine sind von schöner rother Farbe und vertragen sich mit jedem andern Wein, dem sie beygemischt werden, daher bedienen sich ihrer die Weinhändler zum Färben und Bessern anderer Sorten, sonst ist er noch ein guter Tischwein. Die beste Sorte von

den

den Roussillon Weinen ist der Meccabeo=Wein, der besonders um Salces angebauet wird.

p) Strohwein.

Dieses ist eine Sorte Oberelsassischer Weine, die sehr berühmt und daher weit und breit gesucht wird. Es werden dazu die besten und reifesten Trauben ausgesucht; man hängt sie hernach auf, und wenn sie gehörig abgetrocknet sind, legt man sie auf Stroh und preßt solche erst im nächsten Frühjahre, wo sie dann das Ansehen der Rosinen haben. Der Handel mit Strohwein gehet jetzt so weit, daß man ihn bis in die andern Welttheile sendet.

q) Tavel, Lirac und Rocquemore.

Sind Weine, die unter dem Nahmen von Petit-Burgunder bekannt sind; im zweiten oder dritten Jahre verlieren sie ihre Farbe, die ins gelbliche fällt.

r) Hermitage, Crose, Cote=Rotie, Gervan, Carnas und Burgogne de Macon.

Sind alles feurige, rothe und schmackhafte Weine, die sich mit dem Jahren bessern und feiner werden.

Diese sind von den unzähligen französischen Weinen bey uns die bekanntesten und gewöhnlichsten, der übrigen kann der Weitläuftigkeit wegen nicht einmal dem Nahmen nach erwähnt werden.

IV. Teutschland

hat ebenfalls eine ansehnliche Menge verschiedener Weine, worunter manche besonders aus den südlichen

Gegenden vielen andern ausländischen nichts nachgegeben. Vornehmlich zeichnet sich darunter aus unser weit und breit berühmte

A. Rheinwein,

der billig für den edelsten Wein in Deutschland gehalten wird. Indessen ist seine Güte doch nicht durchgehends gleich, sondern sehr verschieden. Ueberhaupt sind sie alle klar, helle und von säuerlichem Geschmack.

a) Den Hochheimer hält man für den besten, der bey Hochheim bey Maynz gebaut wird; nach diesem

b) den Costheimer, der bey Costheim im Erzstifte Maynz wächst.

c) Die Rheingauer Weine, die zwischen Maynz und Bacharach gebauet werden, wozu auch der Johannisberger rc. gerechnet werden kann und endlich

d) der Bacharacher Wein, der etwas schwächer, als die Rheingauer Weine, aber doch in hohem Werth ist.

Man denke nicht, daß dieses die Sorten Rheinweine alle wären, nein, es giebt deren noch viel mehr, worunter die genannten nur die vorzüglichsten sind.

B. Der Moßlerwein

hat von dem Fluß die Mosel seinen Nahmen; ist nächst den Rheinweinen einer der gangbarsten. Es hat der Moßlerwein, besonders wenn er seine vollkomkommene Reife erlangt hat, einen angenehmen Geschmack und ist am gesundesten, wenn er ein Jahr lang gelegen hat, besonders ist er in heißen Tagen ein kühlender Trunk, insonderheit wenn er mit Selzer Wasser vermischt wird.

In Cölln ist der beste Marktplatz zum Einkauf dieses Weines. Der Moßlerwein ist angenehm von Geschmack, nur schade, daß er sich nicht sehr lange hält.

C. Der Neckarwein.

Ist ganz vortreflich, leicht, gesund und wohlschmeckend, er sowohl, wie auch der Moßler, nehmen nicht so leicht den Kopf ein, wie andere Weine. Augsburg, Durlach, Eyburg ꝛc. sind die vornehmsten Oerter, von wo dieser Wein mit Vortheil gezogen werden kann. Bey dem Dorfe Stetten wird der vorzüglich bekannte und herrliche Wein gemacht, der den Nahmen Brodwasser erhalten. Dieser Wein ist weiß an Farbe und dabey sehr kräftig.

D. Frankenwein.

Dieser Wein und dessen verschiedene Sorten werden im fränkischen Kreise gebauet, sie kommen dem Rheinweine nicht gleich, werden aber doch an Unkundige oft und vielmals dafür verkauft. Ihre Güte hängt sehr viel von der mehr oder minder günstigen Witterung ab, die während dem Einsammlen herrschet. Nasse Herbste sind ihm nicht günstig, aber bey trocknen wird der Wein öfters so gut, daß ihn Kenner den Rheinweinen zuweilen gleich schätzen. Solche

Frankenweine, wenn sie alt werden, erhalten eben die Bitterkeit, als der Rheinwein, von dem er alsdann nur durch den Geruch unterschieden werden kann.

Der Steinwein, welcher in dem Würzburgschen gebauet wird und wo das reiche Julius-Hospital die meisten Berge besitzt, worauf dieser Wein wächst, ist unter den Frankenweinen der beliebteste und in großem Ruf, es ist aber nur ein kleiner Bezirk, wo er wächst, und der Wein aus dieser Ursach sehr theuer.

Nach dem Steinwein ist der sogenannte Klingenberger, der am Mayn gebaut wird, der beste.

E. Die Pfälzischen Weine

folgen in der Güte denen vorbenannten; sie wachsen in den Gegenden von Worms, Speyer und Heidelberg, sie kommen den Rheinweinen nicht gleich, sind aber doch auch nicht zu verachten. Sie werden zwar mit der Zeit stärker, sie sind aber nicht von langer Dauer, im sechsten Jahre pflegen sie ihre größte Stärke zu erreichen. Als die besten hierunter siehet man den Auerbacher und Bensheimer an und außer dem noch die sogenannte Liebefrauenmilch, welcher Wein eigentlich auf dem Wormser Kirchhofe wächst und ein starker, flüchtiger und angenehmer Wein seyn soll.

F. Oestreichische Weine.

Sind größtentheils weiß und nicht unangenehm zu trinken, sie sollen aber nicht sehr gesund seyn und kommen den übrigen bereits genannten teutschen Weinen

nen lange nicht gleich; sie gehen daher nicht viel außer Landes, indessen sollen doch die besten zuweilen für ungarische Weine verkauft, oder letztere wenigstens doch damit versetzt werden.

Der Tyroler, insonderheit der, welcher an der Etsch bey Brixen und Görz fällt, ist nicht zu verachten, sonderlich wird der Traminer für sehr delicat gehalten.

Um das Kloster Neuburg ohnweit Wien wird auch vorzüglich guter Wein in sehr großer Menge gewonnen.

G. Böhmische und Mährische Weine

sind noch von so ziemlichem Geschmack; allein sie sollen nicht sonderlich gesund seyn und so wie alle übrige Weine des nördlichen Deutschlandes viel Kalkerde bey sich führen. Diejenigen Weine, die bey Prag, Leutmeritz und Melnick gewonnen werden, hält man noch für die allerbesten, auch zeichnen sich besonders aus der Außiger, welcher daselbst Potzkalzki genannt wird und der rothe Melnicker, der in guten Jahren dem Rheinweine ähnlich seyn soll.

H. Die Sächsischen und Thüringischen Weine

sind theils roth, theils weiß; sie gehören zwar unter die schlechtesten Sorten der teutschen Weine, es giebt aber welche darunter, die man, wenn sie gut behandelt werden, noch unter die mittelmäßigen rechnen kann, nur müssen sie gut ausgelegen haben. Unter

die

die besten rechnet man diejenigen, so bey Dresden, Pirna, Meißen, Zeiz, Weißenfels und in Thüringen, bey Naumburg, Erfurt rc. gewonnen werden. Hierzu können noch die Lausizer Weine gezählet werden, worunter der Gubener der vorzüglichste ist. Die letztern Sorten Weine, die Teutschland erzeuget, sind die

I. Brandenburgischen und Schlesischen Weine.

Sie fallen, nach den Gegenden, wo sie gebaut werden, bald besser, bald schlechter aus, sie müssen in der Güte allen übrigen Weinen Teutschlandes weichen, und können ihnen auch wegen des kalten Klimas nicht gleich kommen, könnten aber doch um vieles verbessert werden, wenn die Anbauer es sich mehr angelegen seyn ließen, ihre Weine anders zu behandeln, so aber, wie der Weinbau anjetzt noch betrieben wird, ist der Wein nur höchstens für den ganz geringen Mann trinkbar, daher er auch nur hin und wieder an Speisen und fast einzig und allein zum Essig verbraucht wird. Potsdam, Brandenburg, Werder und Frankfurt an der Oder in der Mark und Grüneberg in Niederschlesien sind diejenigen Oerter, die sich vorzüglich mit dem Weinbau abgeben.

V. Die Schweitz.

Hat auch viele Weine, von denen viele mittelmäßig, manche aber auch recht gut sind. Man findet davon rothe und weiße. Sie sind lieblich zu trinken, sollen sich aber nicht lange halten und bald sauer werden, welches denn aber nicht von allen Sorten

ten zu verstehen seyn mag, und es dabey überdem auch viel auf die rechte Behandlung ankömmt. Z. B. soll der weiße Wein von La Vaux, wenn er gut in acht genommen worden, auf Bouteillen gezogen, sich wohl an dreißig Jahre und noch länger in gutem Zustande erhalten. Die besten Schweizerweine sind

a) **Der Veltliner und Clevener Wein.**

Man hat davon wieder verschiedene Arten, als: der Unter, Ober und Rothe Veltliner, die zwar gut sind, sich aber nicht lange halten. Der Strohveltliner oder Vin de Paille wird eben so bereitet, als schon bey den Artikel Strohwein angegeben; dieser Wein hat einen angenehmen gewürzhaften Geschmack.

b) **Die Neuburger Weine**

sind sowohl roth, als weiß, und beide Sorten in gutem Ruf, vornehmlich die von Favarge, Boudry und St. Aubin.

c) **Der Laufener Wein**

ist bekannt, und wird viel davon verführt.

d) **Berner Wein,**

und besonders aus der Gegend von Cotte, ist ein sehr berühmter, angenehmer und lieblicher Wein, auch ist der Reifthaler einer der vorzüglichsten Schweizerweine.

e) **Neuchateller Weine**

werden von Jahr zu Jahr besser, nachdem die Einwohner ihre Nachbarn in Behandlung des Weines nach-

nachahmen und ihre Verfahrungsart abgeändert haben. Sie haben es dadurch schon so weit gebracht, daß ihre Weine schon manche Franzweinsorten in der Güte weit übertreffen, und man kann erwarten, daß diese Weine in der Folge durch Fleiß noch weit mehr werden veredelt werden.

VI. Italienische Weine.

Sind eben so mannigfaltig und unterschieden, als die Weine von irgend einem andern der vorhinbenannten Weinländer, da sie aber nicht so häufig nach Teutschland verführet werden, als die Franz- und Spanischen Weine, so wird auch davon nicht so viel zu sagen seyn. Unter denen italiänischen Weinen giebt es viele, die ganz vortreflich, uns Teutschen und andern Ausländern aber nicht so, sehr bekannt sind. Am besten, wir sehen, was jedes Land besonders für gute Weinsorten hat.

a) Neapolis.

Die bekanntesten und zuweilen noch zu uns kommenden Weine sind der sogenannte

Vino graeco, der am Fuße des Vesuvs wächst und ein vortreflicher, goldfarbener, schärflich-süßer, fetter Wein ist.

Surrentiner ist ebenfalls ein süßer, angenehmer, vortreflicher Wein, und so auch besonders der Lacrima Christi oder Thränenwein. Er ist äußerst süß und hat den Nahmen daher erhalten, weil er eigentlich nur ein Vorlauf ist, und aus der Kelter

oder

oder der Kufe nur tropfenweise abrinnt, ehe er gepreßt wird. Er wächst ebenfalls am Fuße des Vesuvs, ist von Farbe röthlich, von Geruch angenehm und erquickend, von Geschmack ölicht, süß und Gewürzhaft und gewiß einer der besten Weine in Italien.

Der Jungfernwein, wächst an eben diesem Berge und ist dem vorigen Weine gleich oder übertrift ihn noch wohl zuweilen.

Der Salernerwein oder Vino de Salerne, ist ebenfalls ein überaus herrlicher Wein und sehr köstliches Getränk, der denen vorigen nichts nachgiebt.

Außer diesen werden noch viele schöne Weine in Neapolis gewonnen, die uns aber wenig bekannt sind.

b) Sicilien.

Wir finden darin unter den vielen Weinsorten nur zwey, deren zuweilen erwähnet wird, als

Der Syracuser und

Der Cataneische Wein, beyde wachsen am Fuße des Aetna, und werden von dessen Asche häufig gedränget, sie sind süß, angenehm und sehr lieblich von Geschmack.

c) Im Kirchenstaate

sind der Albanische und ein Muskateller Wein die besten. Sie sind beyde vorzüglich gute Weine.

d) Die Toskanischen Weine

sind ebenfalls gut; die besten sind

Vino

Vino di monte Pulciano und der

Vino di Trebula.

e) Das Venetianische und Genuesische Gebiet, ingleichen die Lombardey

geben nicht weniger sehr schöne Weine, die aber alle selten außer Landes verführet werden. Es sind darunter vorzüglich der Proseckereinfall aus dem Venetianischen und Vernager aus dem Genuesischen weit und breit bekannt.

VII. Ungarn

bringt die köstlichsten und herrlichsten Weine hervor, die bey vielen den Vorzug vor allen andern haben. Sie sind fast durchgängig süß, lieblich, stark und geistreich, sie riechen angenehm und würzhaft und behalten ihre Süßigkeit eine sehr lange Zeit. In Ober-Ungarn ist

1) Der Tokayer der beste unter allen übrigen. Der wahre eigentliche Tokayer ist nur so selten und wenig, daß er allein für des Kaisers Tafel bewahret wird, und was sonst dafür verkauft wird, ist das Gewächs der nähsten Berge, oder von andern Orten, die nicht viel geringere Sorten von Wein bauen.

2) Der St. Georgenausbruch wird von ganz reifen und etwas getrockneten Trauben, die man nur ganz gelinde preßt, gemacht. Das was stärker gepreßt wird, giebt einen schlechtern Wein; dagegen ersterer dem Tokayer sehr nahe kömmt und zuweilen ihn gar übertrift.

Die

Die beiden besten Sorten Weine, die man in Nieder-Ungarn hat, sind

1) Der Rusterwein, so am Neusiedler See bey Rust gebauet wird und

2) Der Oedenburger und Ofener, welche beide den vorigen gleich, alle aber die besten Sorten unter den Niederungarischen Weinen sind.

So angenehm und theuer die ungarischen Weine sind, so sehr hat sich die Gewinnsucht bemühet, sie nachzumachen, und man muß gestehen, es haben es manche hierin so weit gebracht, daß auch Kenner dadurch sind hintergangen worden, und bisjetzt ist es gewiß, daß sich noch Leute genug finden, die diese Kunst im Geheim treiben, daher man sich bey dem Einkauf derselben sorgfältig für nachgemachte oder verfälschte Weine in acht nehmen muß.

Noch ist zu bemerken, daß Ausbruch derjenige Wein ist, den Ausländer für Tokayer erhalten. Dieser hat einen eigenthümlichen, gewürzhaften Geschmack und ist erst nach drey Jahren recht gut zu trinken.

Die ungarischen Weine können zu jeder Jahreszeit, die größte Hitze und die größte Kälte ausgenommen, verfahren werden. Sobald man ihn bekömmt, muß man ihn ein paar Wochen ruhig liegen lassen. Wenn er durch das Kosten probiret werden soll, muß man nicht mit den besten, sondern mit den geringsten Sorten anfangen, und so von diesen zu den bessern fortfahren, wobey denn nur immer wenig mit einemmahle auf die Zunge genommen werden muß, ohne welchen Handgriff man nie rechte Proben durchs Auskosten anstellen kann.

VIII. Griechenland und die da herum liegenden Inseln.

Sie bauen auch hin und wieder manche gute Sorte Wein, werden aber nicht bis. zu uns verführet. Der Cyprische Wein ist darunter der berühmteste, allein auch dieser ist hier selten, und wohl höchstens nur in den Kellern sehr großer Weinhandlungen zuweilen zu finden. Es ist ein starker und vortreflicher Wein, er hat eine hohe röthliche Farbe, die aber so wie er älter wird, sich verlieret und erst gelb, hernach aber immer bläßer wird.

Endlich wären nun noch die Weine aus den übrigen Welttheilen übrig, deren aber nur wenige vorhanden sind und gar nicht zu uns kommen, außer aus

IX. Afrika,

von woher wir den so berühmten Capwein vom Vorgebürge der guten Hoffnung bekommen.

Dieses ist ein ganz vortreflicher, aber auch äußerst theurer und seltener Wein. Der allerbeste kömmt aus der Colonie Constantia, die einen gewissen

sen Herrn van der Spey gehöret. Da diese Colonie nur wenig gegen den vielen Capwein, der in Europa verkauft wird, hervorbringt, so kann jeder leicht selbst beurtheilen, wie viel anderer Wein unter diesem Nahmen verkauft und getrunken wird. Der ganze jährliche Ertrag soll nur in ohngefähr 30 Pipen bestehen, die dort schon zu 40 bis 50 Pf. Sterl. verkauft werden, was würde der Wein hier zur Stelle kosten, und doch findet man hier den Capwein öfters wohlfeiler, als er dort am Cap zu haben ist.

Zuletzt will ich nur noch einiger Kunstwörter erwähnen, welcher sich die Weinhändler bedienen, deren Bedeutung manchem unbekannt seyn wird und die man doch nothwendig wissen muß, als

Wein verschneiden, heißt, wenn mehrere Weine zusammen vermischt werden, bald um einen Wein durch einen andern mehr zu färben, bald schlechtere Weine durch andere zu verbessern ꝛc.

Stumme Weine, sind solche, die man in der Gährung gehindert, daß sie ihre Süßigkeit behalten, womit die Weinkünstler alsdann die rohen, zu grünen und säuerlichen Weine verbessern. Man verfertigt sie, indem man den Wein, so wie er aus der Presse kömmt, in kleinen Quantitäten in die Fässer laufen läßt, darin wird er dann stark geschwefelt, auch etwas Zucker zugethan und so lange gerüttelt, bis er nicht die geringste Gährung mehr zeiget. Dieses wird einigemahl wiederhohlet, und wenn er sich dann gesetzt und ganz klar geworden, ziehet man ihn ab, wornach er immer seine Süßigkeit behält.

Gekochter Wein, ist derjenige, welcher vor der Gährung einmahl aufgekocht hat, und der ebenfalls seine Süßigkeit stets beybehält.

Färbe Weine, sind dicke und stark gefärbte Weine, wie z. B. der schwarze Wein von Blois, der, so wie diese zum Färben der blaß gewordenen Weine gebraucht wird.

Dieses waren demnach die bekanntesten und vorzüglichsten europäischen Weine, die in unsern Gegenden nicht immer alle doch zuweilen vorkommen, und die so seyn sollen, als sie die Natur uns liefert. Der theure Preis von manchen und andere Ursachen haben es veranlaßt, daß viele nachgemacht werden. Wenn solche erkünstelte Weine für das, was sie sind, verkauft und weggegeben werden, so sind sie, wenn sie wohlschmeckend, gesund und keine schädliche Mittel dabey angewandt worden, nicht ganz und gar zu verwerfen, zumahl in Ländern, wo wenig oder gar kein Weinbau vorhanden ist und vieles Geld, das sonst außer Landes gehen würde, zurückbehalten wird. Geschiehet es aber in Geheim und aus Gewinnsucht, um andere damit zu hintergehen, so ist es ein wahrer Betrug, der von den Gerichten aufs strengste bestraft zu werden verdienet.

Bloß

Bloß aus der erstern, keinesweges aber aus letzterer Absicht, will ich einige Versuche anführen, wie einige künstliche Weine gemacht werden können, die viele schlechte natürliche übertreffen, und manchen mittelmäßigen an Güte gleich kommen und bessern wohl ähnlich seyn werden. Um aber keinen Anlaß zum Mißbrauch zu geben, will ich nur ein paar Beyspiele angeben.

Die beste Weise, künstliche Weine zu machen, geschiehet durch die gefrorne Weine und gefrornen Most, welche zu bereiten schon beschrieben worden. Wenn man drey Theile gefrornen Most mit einem Theil gefrornen Wein versetzt und beides zusammen sich in einem Fasse aufhellen, und ein bis zwey Jahre liegen läßt, so wird dieses ein Wein, der mit den Italiänischen Weinen viel ähnliches hat.

Nimmt man aber von beiden gleich viel und verfährt eben auf die Weise, so erhält man einen den ungarischen Weinen ähnlichen Wein, welchen man noch dadurch verstärken kann, wenn man den Wein nochmals frieren läßt und dann mit gleich viel Most versetzt.

Nimmt man einen Theil von rothen gefrornen Most, versetzt ihn mit drey Theilen gefrornen Wein, läßt alles zwey Jahre liegen, so wird davon ein Wein, der dem Burgunder nahe kömmt.

Zu denen gekünstelten Weinen können auch diejenigen gerechnet werden, welche man von andern Früchten und Säften bereitet, als z. B. von Kirschen, Erdbeeren, Johannisbeeren, Birkenwasser, ingleichen andere Weine, die durch das Einweichen von Blumen und andern Vegetabilien, als Schlüsselblumen und dergleichen vermittelst der Gährung oder des bloßen Ausziehens gemacht werden. Einige Beyspiele davon werden hinlängliche Anleitung geben, wie man von solchen Weinen sich allerley Arten bereiten kann.

Der Kirschwein ist darunter der bekannteste, und wie solcher gemacht werden kann, findet man bereits im sechsten Theile dieses Werks auf der 151sten Seite beschrieben, woselbst auch eine Anweisung, Schlüsselblumenwein zu machen, gegeben worden.

Johannisbeerenwein, der viel ähnliches mit dem Champagner hat, verfertigt man folgendermaßen.

Man nehme gute reife, rothe, weiße oder fleischfarbene Johannisbeeren, zupfe die Stiele ab, und presse den Saft so kalt davon durch einen leinenen Beutel aus. Den Saft vermische man alsdann mit eben so viel recht reinen Quell- oder Brunnenwasser. Zu jedem Quarte dieses vermischten Wassers und Saftes kömmt alsdann anderthalb Pfund Meliszucker, wenn der Wein einige Jahre dauern soll, oder wenn man ihn gleich im ersten Jahre trinken will,

will, anstatt anderthalb, nur ein Pfund Zucker, oder auch wohl nur gar ein halb Pfund Zucker. Dann nimmt man ein reines Faß, brennt es mit Muskatennuß aus, wirft den Zucker in Stücken zerschlagen hinein, und gießet den mit Wasser vermischten Saft dazu. Wenn das Fäßchen voll ist, bringt man es in den Keller und auf das Lager und läßt es still und ruhig liegen. Nach einigen Stunden, oder längstens den andern Tag, fängt es an zu gähren. Sobald es dann völlig ausgegohren hat, füllt man es mit dazu übrig behaltenen Saft und Wasser wieder voll, und macht es mit dem Spunde zu, doch nicht zu feste, sondern so, daß es noch etwas Luft behalte, bis man kein Rauschen mehr höret. Alsdann erst schlägt man den Spunt fest zu, und so läßt man dieses Fäßchen, ohne es im mindesten zu rühren oder zu bewegen, bis in den Februar des folgenden Jahres liegen, da man alsdann den Wein auf Bouteillen abziehen kann. Das Abziehen geschiehet am besten und sichersten, wenn der Wein recht klar seyn soll, durch Federposen, die man in kleine Löcher sticht, welche in den Boden des Fasses gebohret worden, und zwar erst in der Mitte und so, wie der Wein im Fasse heraus ist, durch andere Löcher immer näher und näher nach unten zu. Allenfalls kann man das letztere Trübe auch durch ein Löschpapier laufen lassen, damit es klar werde. Die Bouteillen müssen recht rein, mit Franzbranntwein nachgespület seyn, alsdann kehret man sie um, daß alles auslaufe und trocken werde.

Die Bouteillen mit dem Weine müssen zwar wohl verwahret, aber nicht allzufest zugemacht werden, weil sie sonst leicht springen. Will man den Wein aufbehalten, so setzt man ihn im Keller auf trocknes Holz, nimmt ihn aber sehr vor dem Frost in Acht. Es wird dieses ein ganz vortreflicher Wein, der sich vorzüglich zum Desert schicket.

Zur Zeit, wenn die Johannisbeeren blühen, kann man die Bouteillen etwas lüften, außerdem aber kann man das zerspringen auch dadurch in etwas hindern, wenn man vor dem Abziehen allen Wein erst durch ein Filtrum laufen läßt, und so auch das allergeringste von den Hefen, dadurch absondert.

Man kann mit Himbeeren Saft, auf eben die Art verfahren, einen schönen Wein daraus verfertigen, oder wem es ein zu langer Proceß ist, der kann sich auch auf diese Weise einen Saft bereiten, der, wenn er unter Franzwein gegossen wird, demselben eine schöne Farbe und angenehmen Himbeeren Geschmack mittheilet.

Man zerdrückt eine beliebige Menge Himbeeren, schüttet sie auf ein leinenes Tuch, und läßt den Saft klar dadurch ablaufen. Zu jedem Quarte dieses Saftes wirft man ein halb Pfund in Stücken zerschlagenen Zucker, läßt ihn zerschmelzen, rühret alles um, und gießt es in Bouteillen, die man aber nicht zu voll macht, damit es hernach bey dem Gähren nicht oben heraussteige. Diese werden hernach in in die Sonne gesetzt, wo der Saft zu gähren anfangen wird. Sobald es ausgegohren hat, läßt man es abermals durch ein reines Tuch klar durchlaufen, und füllt es in Bouteillen, die man mit Korkstöpsel zumacht und im Keller verwahret.

Wäre der Saft etwa noch nicht recht klar, so kann man ihn zum zweitenmal einen Tag oder länger an die Sonne setzen und nochmals durchgießen.

Wenn man diesen Saft gebrauchen will, wird nach Belieben davon unter würklichen Wein gegossen, welcher davon eine schöne Farbe und lieblichen Geschmack erhalten wird. Ist der Saft nicht süß genug, so kann man noch etwas Zucker zuthun.

Aus Erdbeeren, Preißelbeeren, Heidelbeeren ꝛc. läßt sich ein gleicher Saft bereiten, den man unter den Wein gießen kann.

Von Stachelbeeren und Johannisbeeren zusammen läßt sich auch ein guter Wein machen. Man nehme z. B. von jeder Art Beeren funfzehn Pfund, zerdrücke sie ohne die Kerne zu quetschen und vermenge alles hernach mit zwölf bis funfzehn Pfund reinen Wasser, das Gemische lasse man alsdann sechszehn Stunden stehen, gieße es hernach auf ein Tuch, damit das Klare alles durchlaufe. Der erhaltene Saft wird dann in ein Faß gegossen und an einem kühlen Orte gelegt, bis er völlig klar geworden. Hernach ziehet man ihn so klar in ein anderes reines Faß ab, auf jede sieben Pfund dieses klar abgezogenen Saftes gießt man hernach noch ein Pfund guten reinen Franzbranntwein, vermischt alles und spundet das Faß feste zu. Nach Verlauf von drey Monathen ist dieses ein vortreflicher Wein, den man, wenn man ihn süß haben will, mit Zucker versüßen kann.

Spanischbitter, ist nichts anders, als ein Wein, der durch verschiedene Ingredienzien, als: Cardobenedictenkraut, Pommeranzenschalen, Gentianwurzeln, etwas Gewürze und andere Dinge mehr, woraus man mit Wein eine bittere Tinktur ausgezogen und durch Zugießung derselben bitter gemacht und nach Belieben mit Zucker oder andern süßen Wein versüßt worden. Man kann sich also diesen Wein nach Belieben und nach seinen Umständen selbst machen und jederzeit zusammensetzen.

Nun wäre noch übrig vom Nutzen und Gebrauch des Weines etwas zu sagen. Als Getränk betrachtet, mäßig und sparsam getrunken, ist er dem menschlichen Körper dienlich und heilsam, dagegen aber, wenn er gemißbraucht und übermäßig getrunken wird, ist er ein Zerstörer der Gesundheit und des Lebens, indem er zu vielen und schweren Krankheiten den Grund leget.

Wer gerne und täglich Wein trinket, der gebrauche nur solchen, welcher die zu Anfang dieser Abhandlung angezeigte gute Eigenschaften besitzt und weder zu jung noch zu alt ist, denn die erstern haben noch viele fremde Theile, die sie erst absetzen müs=

müssen, und die letztern sind zum täglichen Gebrauch zu stark.

Was den weitern öconomischen Nutzen des Weines betrift, so wird er zu außerordentlich vielen Speisen angewandt, als zu Kalteschalen, zu Suppen, an Saucen, in Kuchen, beym Kochen, bey Gelees, beym Einmachen oder Aufbewahren und zum Beizen oder Einweichen sehr vieler Speisevorräthe ꝛc., welches man häufig in dem allgemeinen Kochbuche oder dem vierten, fünften und sechsten Stücke dieses Werkes finden wird, und wohin ich meine Leser füglich verweisen kann, um schon geschriebene Dinge nicht zu wiederhohlen.

In der Medizin wird er ebenfalls häufig gebraucht, welches aber nicht unsere, sondern der Aerzte ihre Sache ist und bleiben mag.

Was die Geschirre, die zum Weintrinken erdacht und verfertigt worden, betrift, so ist, wie bekannt, deren Zahl und Mannigfaltigkeit ungemein groß und ändert sich, wie alle andere Moden, mit der Zeit; ich werde also nichts davon sagen, eben so wenig, als von der lästigen und sonderbaren Gewohnheit, welche endlich einmal abgekommen, die Gesundheiten zu trinken. Daß auch sonst noch eine Menge Gesundheiten erdacht und viele Lieder und Gesänge, Verse, Lobgedichte und Sauflieder auf den Wein gemacht, ist ohnedies allen und jeden bekannt.